中国（海南）南海博物馆 编

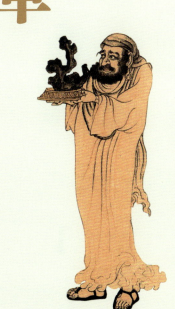

海上丝绸之路系列展览 之

海药本草

唐宋时期海上丝绸之路上的香药

科学出版社
北京

审图号：GS（2023）4459号

图书在版编目（CIP）数据

海药本草：唐宋时期海上丝绸之路上的香药 / 中国（海南）南海博物馆编. —北京：科学出版社，2024.3

ISBN 978-7-03-076862-9

Ⅰ.①海… Ⅱ.①中… Ⅲ.①香料－药用植物－历史文物－介绍－中国－唐宋时期 Ⅳ.①K875.9

中国国家版本馆CIP数据核字（2023）第212753号

责任编辑：张亚娜　周　䶮

责任校对：张亚丹

责任印制：霍　兵

书籍设计：北京美光设计制版有限公司

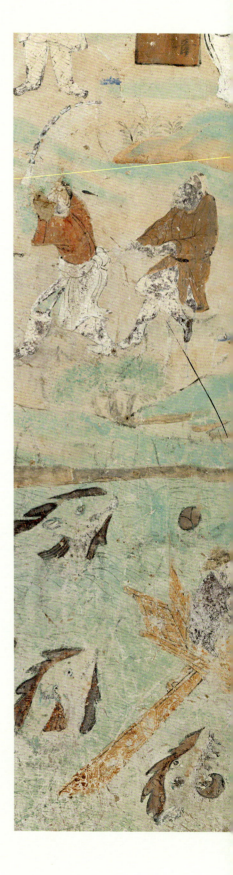

海药本草——唐宋时期海上丝绸之路上的香药

中国（海南）南海博物馆　编

科学出版社 出版

北京东黄城根北街16号

邮政编码：100717

http://www.sciencep.com

北京汇瑞嘉合文化发展有限公司 印刷

科学出版社发行　各地新华书店经销

*

2024 年 3 月第　一　版　开本：889×1194　1/16

2024 年 5 月第二次印刷　印张：16 3/4　插页：1

字数：446 000

定价：328.00 元

（如有印装质量问题，我社负责调换）

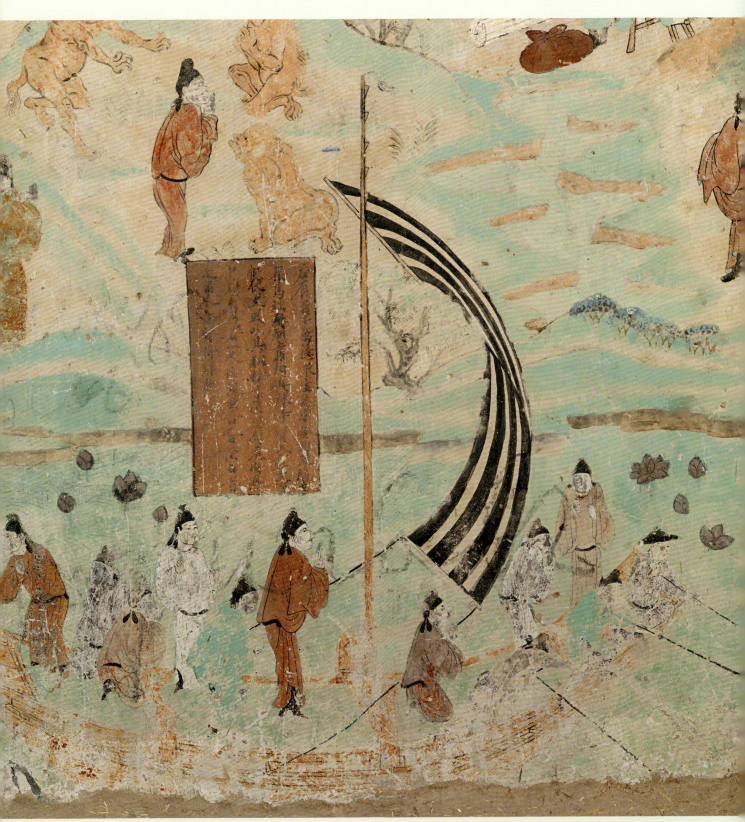

敦煌莫高窟45窟壁画所绘唐船

敦煌研究院 提供

致辞

　　发轫于秦汉时期的海上丝绸之路，是古代东西方交通贸易和文化交流的海上通道，对世界历史和文化发展有着深远影响。与陆上丝绸之路相比，经由海上丝绸之路流通的商品种类更加多元，除丝绸外，瓷器、茶叶、香药（又称香料）等均是大宗货物，因而古代海上丝绸之路又有陶瓷之路、茶叶之路、香药之路等不同称呼。

　　中医药学凝聚着中华民族的博大智慧，包含着中华民族几千年的健康养生理念及其实践经验，是中华文明的一个瑰宝。一株药草治病救人，一缕药香穿越古今。香药作为古代海上丝绸之路的主要贸易物品，丰富了中医药文化的宝库，也积极促进了中医药学的发展。党的十八大以来，以习近平同志为核心的党中央高度重视中华优秀传统医药文化的传承发展，从国家战略的高度对中医药发展进行全面谋划和系统部署[1]，中医药文化建设亦被纳入中华优秀传统文化传承发展工程总体布局[2]。此次，为贯彻落实《中共中央、国务院关于促进中医药传承创新发展的意见》《中共海南省委 海南省人民政府关于促进中医药在海南自由贸易港传承创新发展的实施意见》的精神，中国（海南）南海博物馆携手国内22家文博机构策划推出了"海药本草——唐宋时期海上丝绸之路上的香药"大型原创主题展览。通过"香药"这一视角，深入挖掘中医药文化的核心内涵以及与中华优秀传统文化的内在联系，传承和弘扬传统中医药文化；通过21世纪海上丝绸之路文化交流平台彰显以和平合作、开放包容、互学互鉴、互利共赢为核心的丝路精神。

[1] 王国强：《以高度文化自信推动中医药振兴发展》，《人民日报》2017年2月24日第7版。

[2] 《国家中医药局 中央宣传部 教育部 商务部 文化和旅游部 国家卫生健康委 国家广电总局 国家文物局关于印发〈"十四五"中医药文化弘扬工程实施方案〉的通知》（国中医药综发〔2022〕10号），2022年11月9日，https://www.gov.cn/zhengce/zhengceku/2023-04/19/content_5752214.htm。

作为一座"年轻"的博物馆，能得到全国众多同行博物馆的鼎力支持，我们倍感荣幸。未来，中国（海南）南海博物馆也将继续围绕建馆初心，积极和国内外文博单位交流合作，构建"21世纪海上丝绸之路"文化交流平台，不断推出海上丝绸之路系列展览，为公众呈现海上丝绸之路上的经贸交往和文化交流，促进海上丝绸之路沿线国家和地区文化交流，助力"一带一路"建设。

中国（海南）南海博物馆馆长

目录

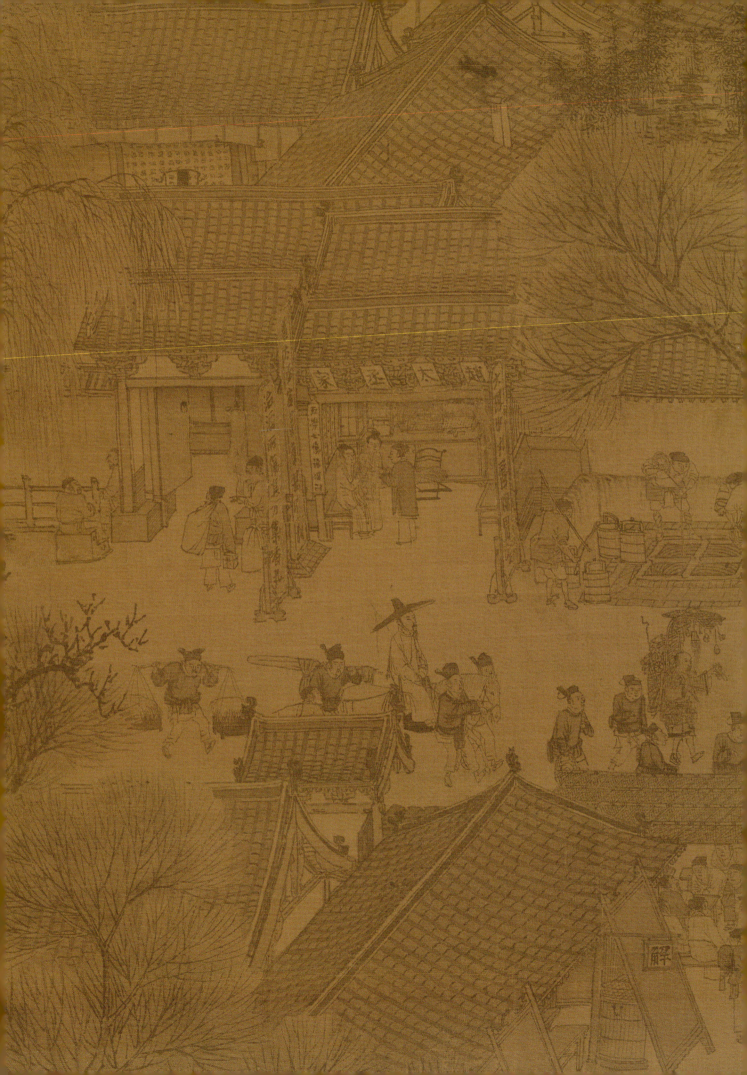

前　言

　　中医药学凝聚着深邃的哲学智慧和中华民族几千年的健康养生理念及其实践经验，是中国古代科学的瑰宝，也是打开中华文明宝库的钥匙[1]。传统医药是优秀传统文化的重要载体，在促进文明互鉴、维护人民健康等方面发挥着重要作用[2]。香药在中医药发展史中具有重要意义，是古代海上丝绸之路上的重要货物，是中外文化交流的重要纽带，故海上丝绸之路又被誉为"香药之路"。唐宋时期，海上丝绸之路迅速发展，使得来自东南亚、南亚、西亚等地区的香药能够源源不断地流入中国，并广泛应用于调味和羹、宗教祭祀、医疗卫生、养生保健、美容化妆、人际交往、陶冶情趣等方面。大量香药的输入，补充和丰富了中国本草学的内容，促进了本草和方剂学的发展，在疾病防治中发挥着独特的优势。沉香、檀香、乳香、没药等百余味优秀香药，至今仍然广泛应用于中医临床，成为中国传统医学中不可分割的部分。

　　为传承和弘扬传统中医药文化，彰显以和平合作、开放包容、互学互鉴、互利共赢为核心的丝路精神，加强馆际交流合作，中国（海南）南海博物馆联合国内多家文博机构，深入挖掘中医药文化的核心内涵以及与海上丝绸之路和中华优秀传统文化的内在联系，共同推出此次展览。

[1] 杜尚泽、李景卫：《习近平出席皇家墨尔本理工大学中医孔子学院授牌仪式》，《人民日报》2010年6月21日第1版。
[2] 《习近平致信祝贺金砖国家卫生部长会暨传统医药高级别会议召开》，《中国卫生法制》2017年第5期。

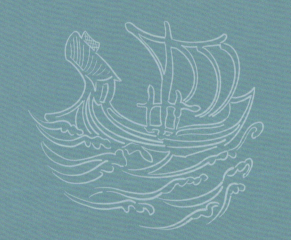

海上丝绸之路是古代中西方世界沟通的桥梁，不同文明与国家在这里交流、碰撞，并在各自政治、经济、文化、艺术、宗教、社会生活等各个领域留下了深刻印记。唐宋时期，得益于政治经济中心南移、南方经济持续发展、造船水平和航海技术不断提高、朝廷对海上贸易的支持和鼓励等诸多因素，海上丝绸之路空前繁盛。中国生产的丝绸、瓷器和茶叶等源源不断地输出海外，海外各国的香药、宝货等也持续舶来中国。

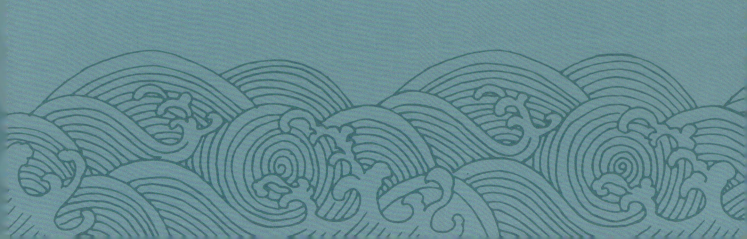

扬帆四海

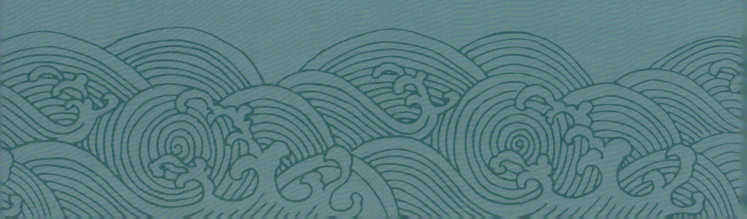

通蕃巨舶

造船工艺的进步是海外贸易发展的基本保障，也是唐宋时期海上丝绸之路发展不可或缺的重要条件。唐宋时期，中国的造船业在承袭以前历代的基础上又有了重大的进展，拥有先进的造船技术和巨大的造船能力。唐宋海船已采用榫接钉合、船模放样、多重船板、鱼鳞搭接、水密隔舱等先进造船技艺，船舶结构精良，具有载重大、速度快、船身稳、抗风浪等优点。

> 越地春生草，春城瞰渺茫。
> 朔风惊瘴海，雾雨破南荒。
> 巨舶通蕃国，孤云远帝乡。
>
> ——宋·张俞《广州》

> 泉州人稠山谷瘠，虽欲就耕无地辟。
> 州南有海浩无穷，每岁造舟通异域。
>
> ——宋·谢履《泉南歌》

1973年，文博工作者在福建省泉州湾后渚港发现了一艘宋代沉船，次年进行了考古发掘工作。古船残长24.2米，宽9.15米，有13个水密隔舱，船体上部结构损坏无存，船首残存部分结构，船身中部底板、舷侧板和水密隔舱壁、桅座、船龙骨等保存较好。伴随古船出土了沉香、降真香、檀香、胡椒、槟榔、乳香、龙涎香等香料，以及货牌签、陶瓷器和日用品等，仅未脱水的香料就有2300多千克。经研究，专家认为这艘古船原本是一艘长34米，宽11米，型深4米，载货量近200吨，从东南亚满载着香料返回泉州湾的南宋末年中型远洋货船。泉州湾后渚港南宋沉船的出土，是我国宋代特别是泉州海外交通贸易的历史见证，为研究我国海外交通贸易、中外经济文化交流、中外人民友好往来的历史，以及我国造船史，提供了重要的实物资料。

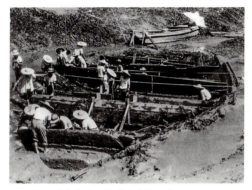
1974年泉州湾南宋沉船考古发掘现场

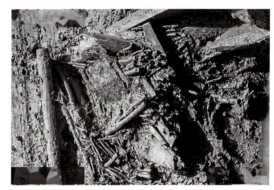
泉州湾南宋沉船香料出土现场

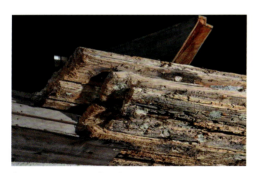
泉州湾南宋沉船的多重木板结构

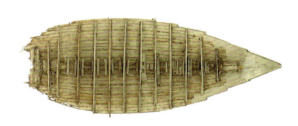
泉州湾南宋沉船的数字化轮廓图

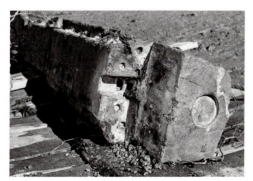
泉州湾南宋沉船龙骨连接处的"保寿孔"

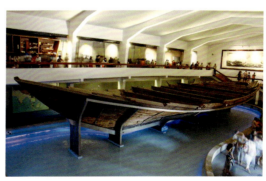
福建省泉州海外交通史博物馆古船陈列馆中的泉州湾南宋沉船展示全景

『黑石号』沉船

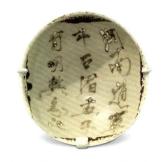

"黑石号"沉船出水"湖南道草市
石渚盂子有明樊家记"题记碗

1998年，印度尼西亚渔民在勿里洞岛海域发现一艘唐代沉船，德国"海底探索"公司闻讯后对沉船遗址进行了发掘。因沉船附近有一黑色大礁岩，故被命名为"黑石号"。船体残长15.3米，船板厚4厘米，表面留有清晰的捆绑痕迹，推测为一艘阿拉伯（或波斯）船只。出水了陶瓷器、金银器、铜器、铁器、钱币、玻璃器、各类香料以及生活用具等6.7万余件文物，其中瓷器占绝大多数，包括约5.65万件长沙窑瓷器、200余件越窑青瓷、300余件邢窑白瓷、近200件白釉绿彩瓷器以及3件唐青花瓷器。专家考证此船沉没年代约在9世纪上半叶。

据唐人刘恂《岭表录异》记载，当时外国"贾人船不用铁钉，只使桄榔须系缚，以橄榄糖泥之。糖干甚坚，入水如漆也"。

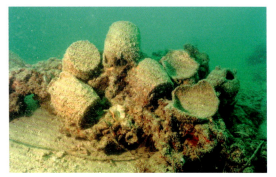

"黑石号"沉船打捞现场（一）

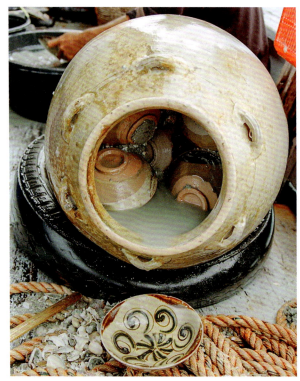

"黑石号"沉船出水瓷器

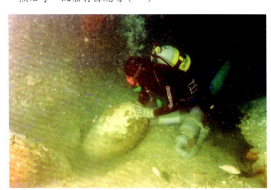

"黑石号"沉船打捞现场（二）

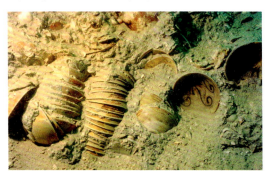

"黑石号"沉船打捞现场（三）

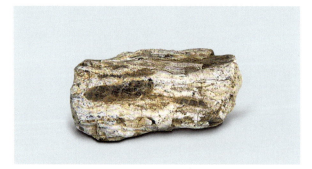

"黑石号"沉船出水树脂香药

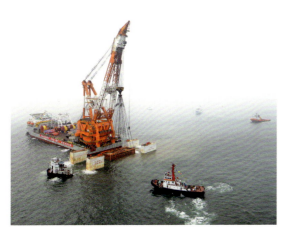

1987年，在广东阳江海域发现了一艘南宋沉船，被命名为"南海Ⅰ号"。2007年，考古工作者对其进行了整体打捞并移至广东海上丝绸之路博物馆保护。2014年起，对其进行了考古发掘，共出土18万余件（套）文物。船货的大宗是陶瓷器，还有金属器、金属货币、漆木器、朱砂等，展现了南宋中国热销海外的商品。该船是迄今为止中国发现年代较早、船体较大、保存较完整的宋代远洋贸易商船，为中国海外贸易史、造船史、陶瓷史和航海技术研究提供了难得的实物证据。

2007年"南海Ⅰ号"沉船整体打捞现场

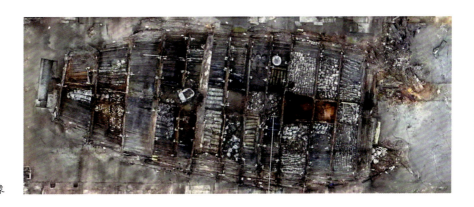

"南海Ⅰ号"沉船正射影像

『南海Ⅰ号』南宋沉船

1996年，中国渔民在西沙华光礁附近发现一艘古代沉船。1998年，文物部门对其做了初步试掘，并将其命名为"华光礁Ⅰ号"。2007年、2008年，先后进行了两次考古发掘，船体残长20米，宽约6米，舷深3米至4米，出水万余件文物，通过对其中一件刻有"壬午载潘三郎造"字样的青白釉碗以及其他一些器物的研究，推断该船应是南宋中期从中国东南沿海港口启航，途经海南，驶向东南亚地区的贸易商船。这次发掘是中国首次大规模远海水下考古发掘，对我国水下考古事业的全面发展具有里程碑式的意义。

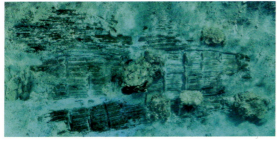

"华光礁Ⅰ号"沉船船体结构

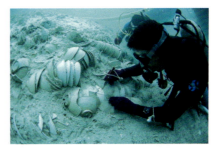

"华光礁Ⅰ号"沉船水下考古现场

『华光礁Ⅰ号』南宋沉船

喇叭口，长颈略粗，长弧腹，平底。多棱形矩流，弓形柄。胎色灰黄，通体施青釉，釉面不匀，施釉不及底。底部微内凹，有少量粘沙。此种样式的执壶是长沙窑9世纪的典型产品。

腹部用褐绿彩绘制单桅帆船，其下用线条勾勒海浪纹。帆船船尾高翘，船身中部竖立一桅杆，桅杆两旁各立一支柱，以横杆与桅杆相连，用以加固桅杆。桅杆悬挂长方形风帆，风帆张满，呈现出乘风破浪、扬帆远航的情景，极具动感。现今存世的唐代海船图像极为稀少，这件执壶提供了极为珍贵的9世纪海船图像资料。

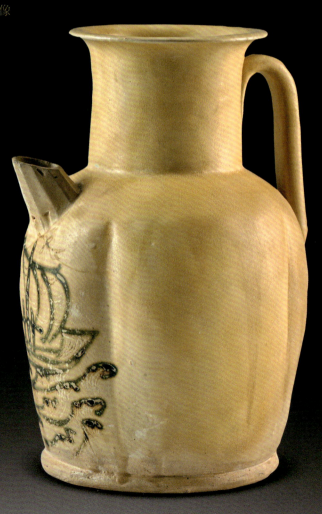

长沙窑是唐五代时期南方地区一处重要的瓷窑，窑址位于今湖南省长沙市西北郊湘江东岸铜官街道瓦渣坪一带，过去也被称为铜官窑、石渚窑、瓦渣坪窑等。长沙窑兴起于中唐，盛于晚唐，五代时期逐渐衰落。长沙窑瓷器不仅在国内广受推崇，而且还远销海外，是唐代海上丝绸之路的重要见证者和参与者。

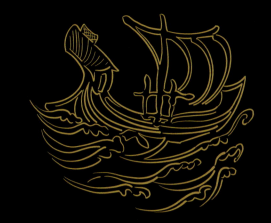

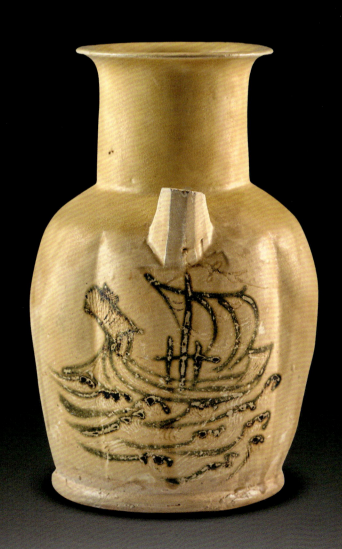

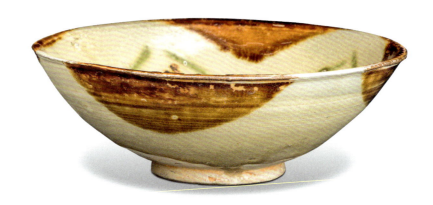

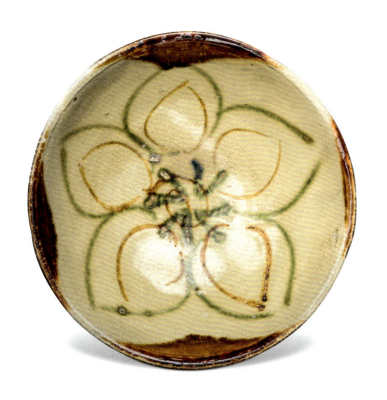

唐长沙窑青釉褐绿彩荷花纹瓷碗

唐（618—907年）

二级

口径15厘米

"黑石号"沉船出水

长沙市博物馆藏

　　敞口，弧腹，圈足。碗内底以褐绿彩绘荷花纹。此类形制的碗是长沙窑中的大宗产品，属典型外销风格。"黑石号"沉船出水大量此类碗，基本样式为碗口沿四周对称饰以褐彩斑块，碗内心或绘花草，或绘云气，或绘简易变形版的阿拉伯文。

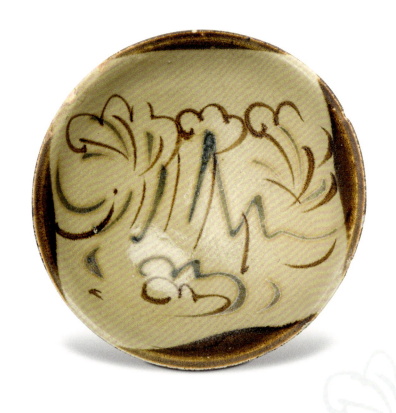

唐长沙窑青釉褐绿彩云气纹瓷碗

唐（618—907年）
二级
口径15厘米
"黑石号"沉船出水
长沙市博物馆藏

    敞口，弧腹，圈足。碗口沿四周对称饰以
褐彩斑块，碗心褐绿彩绘双勾云气纹，画法随意
洒脱、生动飘逸。

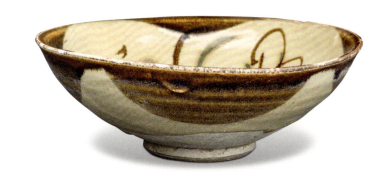

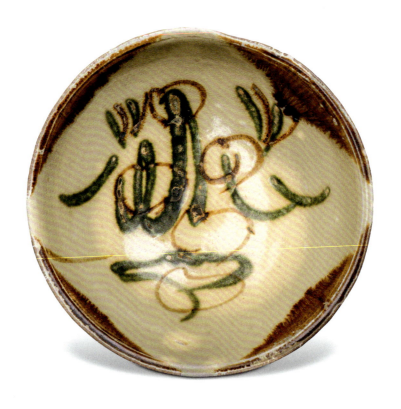

唐长沙窑青釉褐绿彩云气纹瓷碗

唐（618—907年）
口径15.5厘米
"黑石号"沉船出水
长沙市博物馆藏

　　敞口，弧腹，圈足。碗口沿四周对称饰以褐彩斑块，碗心褐绿彩绘双勾云气纹，画法随意洒脱、生动飘逸。

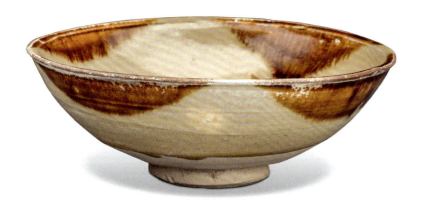

唐长沙窑青釉褐绿彩卷草纹瓷碗

唐（618—907年）

口径15厘米

"黑石号"沉船出水

长沙市博物馆藏

　　敞口，弧腹，圈足。碗口沿四周对称饰以褐彩斑块，碗心褐绿彩绘卷草纹。

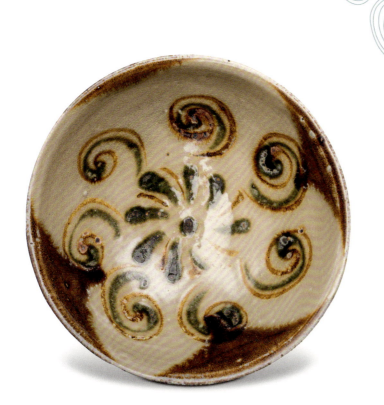

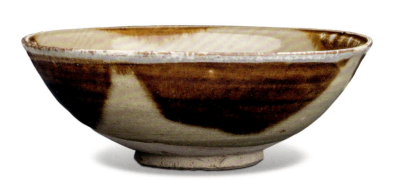

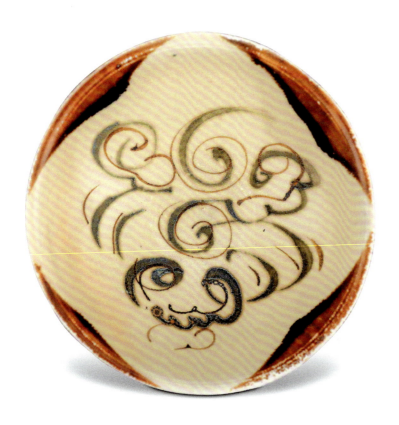

唐长沙窑青釉褐绿彩云纹碗

唐（618—907年）
高5、口径15.2、底径5.5厘米
中国（海南）南海博物馆藏

　　敞口，弧腹，圈足。碗口沿四周对称饰以褐彩斑块，碗心褐绿彩绘云纹。

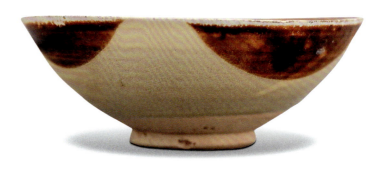

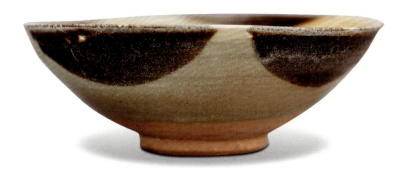

唐长沙窑青釉褐绿彩花草纹碗

唐（618—907年）
高5.3、口径14.6、底径5.1厘米
中国（海南）南海博物馆藏

　　敞口，弧腹，圈足。碗口沿四周对称饰以褐彩斑块，碗心褐绿彩绘花草纹。

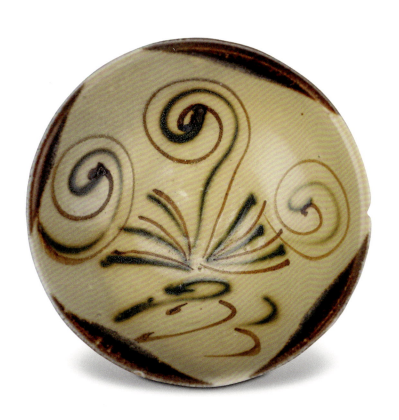

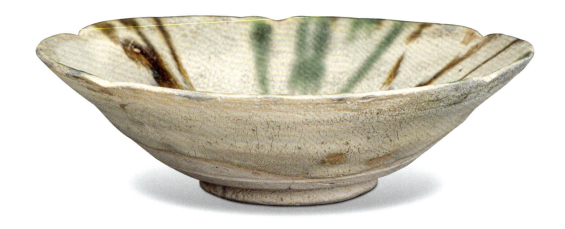

唐长沙窑白釉褐绿彩瓷碗

唐（618—907年）

三级

高4.9、口径17、底径6厘米

长沙市博物馆藏

　　敞口，弧腹，圈足。碗内绘褐、绿条彩，色彩感较强。

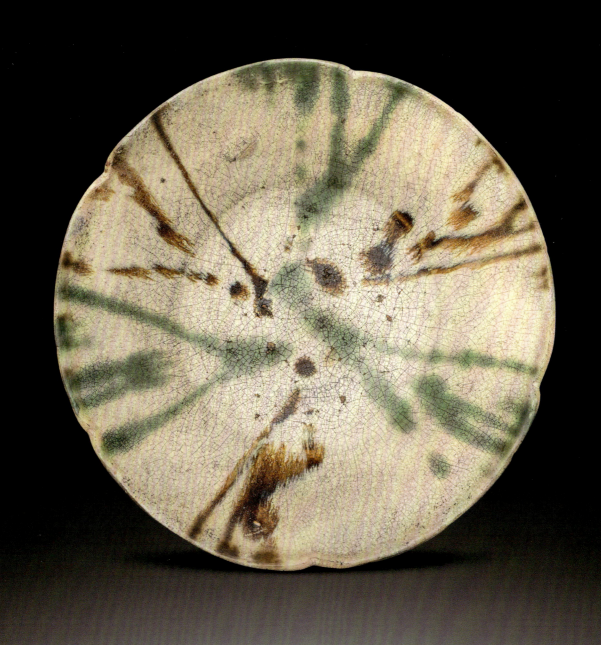

唐（618—907年）

高21.8、口径10.3、底径12厘米

中国（海南）南海博物馆藏

　　喇叭口、长直颈、曲柄、多棱短流、四瓣瓜棱形深腹，平底。流下褐绿彩绘云纹、折枝花纹。

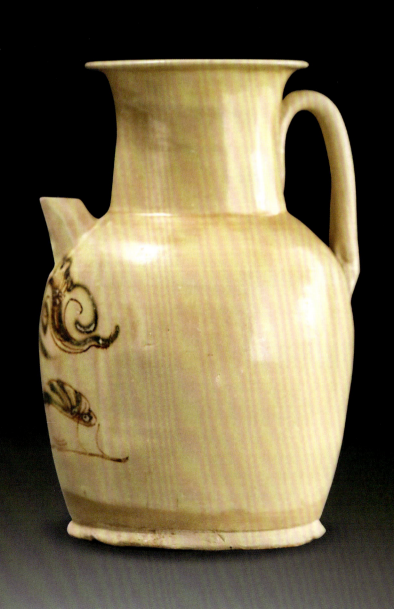

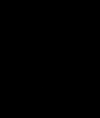

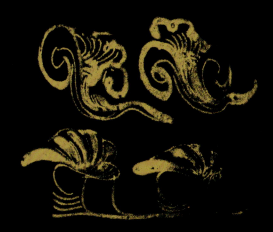

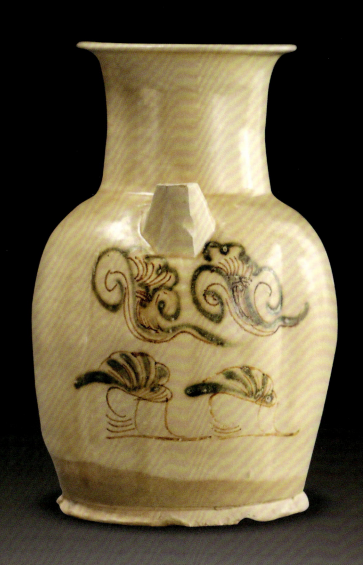

唐长沙窑青釉褐彩贴塑人物狮纹执壶

唐（618—907年）

三级

高18.6、口径9.7、底径12.6厘米

1978年江苏省扬州市仓巷出土

扬州博物馆藏

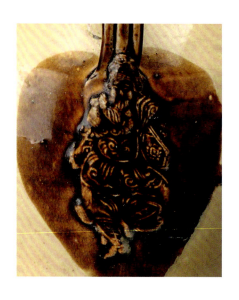

　　壶口沿微撇，直颈，斜肩，筒形腹，平底。肩部置八棱形短流，三泥条宽鋬，两侧对贴环形系。双系下各贴一模印吹笛人物，流下贴一狮纹，均覆以叶形褐彩斑块。胎色灰黄，施青黄色釉，釉色纯正滋润。纹饰生动，反映出长沙窑瓷器装饰艺术的突出成就。

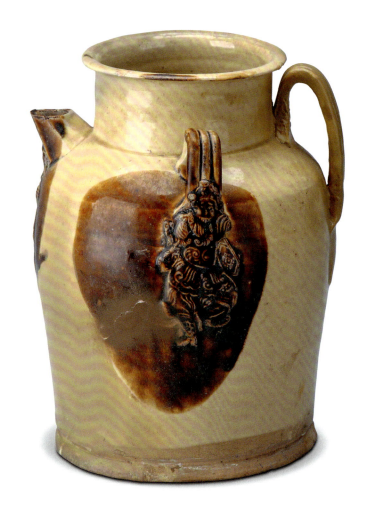

唐青花花卉纹盘

唐（618—907年）
高3.3、口径14.8、底径6.9厘米
2002年江苏省扬州市万家福二期工程出土
扬州博物馆藏

　　四花瓣形口，口沿外撇，浅腹，圈足，足端露胎。胎色米黄、胎质细密，内外施白釉，盘内心绘青花四瓣花卉，内壁等分三组花瓣。唐青花迄今发现较少，此盘造型、纹饰皆具唐代典型风格，尤为珍贵。

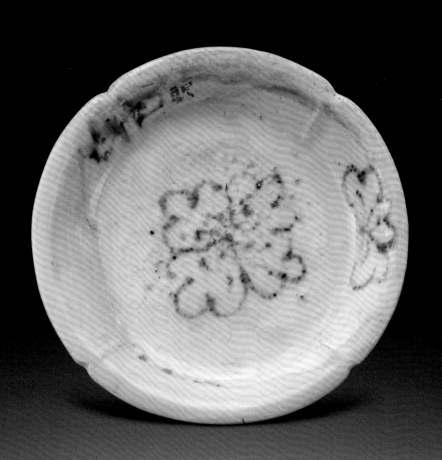

杨良瑶神道碑拓片

唐元和元年（806年）
碑首高85、碑身高190、上宽94、下宽102、上厚24、下厚27厘米
陕西省咸阳市泾阳县云阳镇出土
原碑藏于泾阳县博物馆

　　此碑题为《唐故杨府君神道之碑》，根据碑文记载，唐朝于贞元元年（785年）四月，以宦官杨良瑶为聘国使，出使黑衣大食。杨良瑶一行带着国信、诏书，先到南海（即广州），从广州登舟出发，经过漫长的海上旅行，到达黑衣大食。

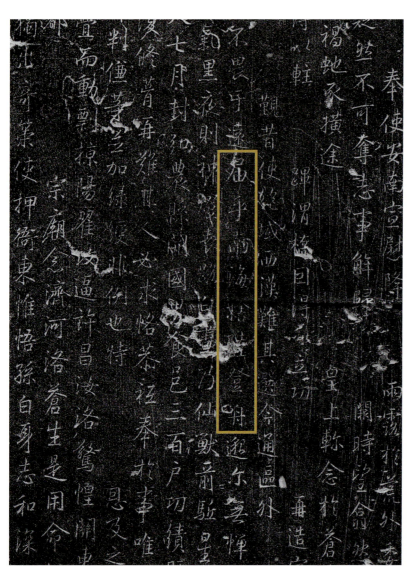

碑文拓片局部

届平南海　舍陆登舟

　　贞元初，既清寇难，天下乂安，四海无波，九译入觐。昔使绝域，西汉难其选；今通区外，皇上思其人。比才类能，非公莫可。以贞元元年四月，赐绯鱼袋，充聘国使于黑衣大食，备判官、内傔，受国信、诏书奉命遂行，不畏厥远。届平南海，舍陆登舟，憬然有必济之色。义激左右，忠感鬼神。公于是剪发祭波，指日誓众，遂得阳侯敛浪，屏翳调风。挂帆浅汗漫之空，举棹乘颢淼之气。黑夜则神灯表路，白昼乃仙兽前驱。星霜再周，经过万国。播皇风于异俗，被声教于无垠。往返如期，成命不坠。斯又我公杖忠信之明效也。四年六月，转中大夫。七月，封弘农县开国男，食邑三百户。

　　——节选《唐故杨府君神道之碑》，荣新江校勘

唐韩愈撰《南海神广利王庙碑》拓片

唐元和十五年（820年）

碑高2.48、宽1.13、厚0.2米

原碑立于广东省广州市南海神庙内头门东侧，广州海事博物馆藏

　　南海神庙又称波罗庙，位于今广东省广州市黄埔区穗东街庙头社区，始建于隋开皇十四年（594年），为历代朝廷、商贾祭祀南海神之所，也是中国现存最早、规制最完整的四海神庙。唐天宝十载（751年），唐玄宗册封南海神为"广利王"。"广利"意为广收天下之利。此碑由唐代大文豪韩愈撰文，陈谏书，李叔齐刻。碑额篆书"南海神广利王庙碑"8字。碑上部保存完好，下部文字略有漫漶不清。碑文赞颂了孔戣治理广州之德政，以及亲祀南海神庙之盛况。韩愈所撰此文可补诸史不足，对于唐代国家礼制、南海神祭祀、岭南地方治理以及孔、韩、陈等人事迹都是重要参考。据考，"海事"一词最早见于此碑，是广州海上贸易历史的重要见证。

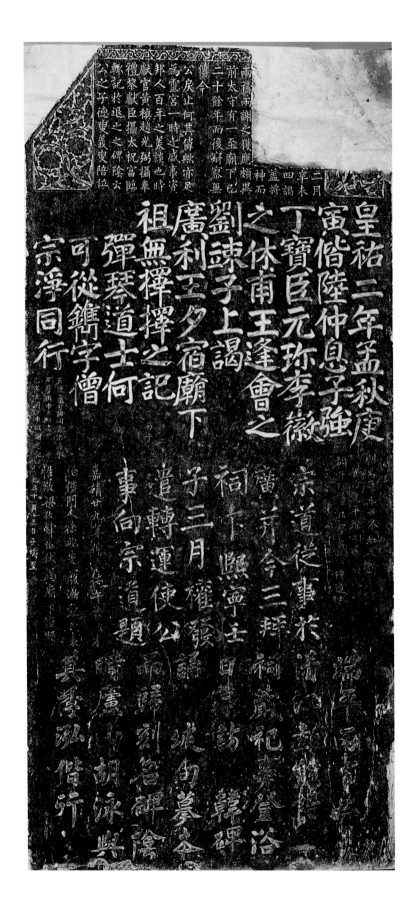

碑阴碑文拓片

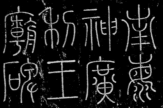

碑阳碑文拓片

南宋磁灶窑酱釉扁罐

南宋（1127—1279年）
"南海Ⅰ号"南宋沉船出水
广东海上丝绸之路博物馆藏

罐身直口圆唇，鼓腹，圈足，器身施酱釉。

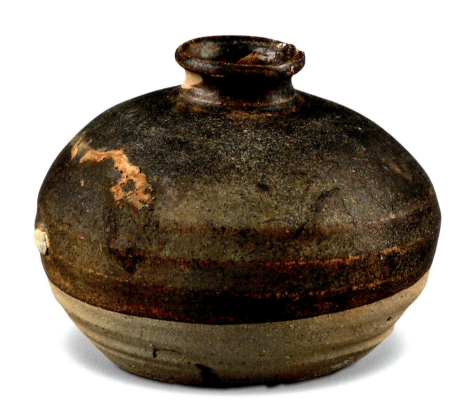

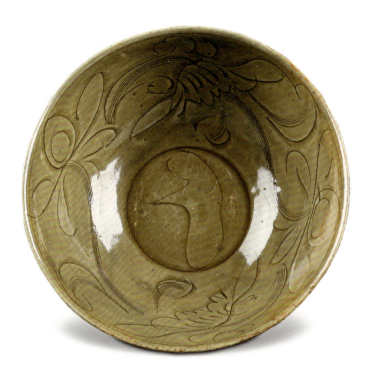

南宋龙泉窑青釉划花碗

南宋（1127—1279年）
"南海Ⅰ号"南宋沉船出水
广东海上丝绸之路博物馆藏

　　敞口，弧腹，圈足，外壁光素，内壁饰荷花、叶纹，刻划风格疏朗简约，线条流畅婉转，釉色莹翠鲜亮。"南海Ⅰ号"沉船出土文物超18万件（套），其中青瓷占较大比重，器形以碗、盘碟为大宗。这些青瓷以龙泉窑系青瓷为主。

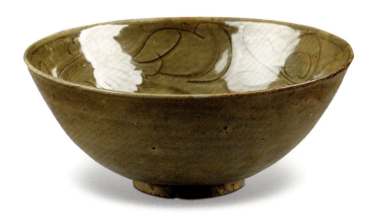

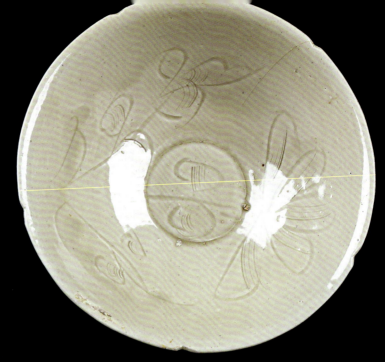

南宋义窑青釉划花葵口碗

南宋（1127—1279年）

"南海Ⅰ号"南宋沉船出水

广东海上丝绸之路博物馆藏

花口、弧腹、圈足，胎色灰白，胎质细腻。内、外壁施青釉。器内壁饰花卉纹。

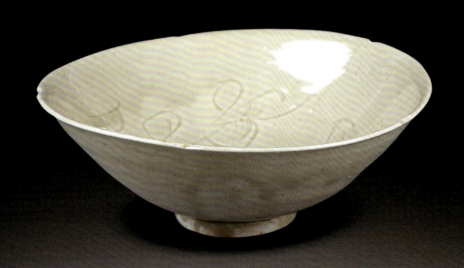

南宋德化窑青白釉划花碗

南宋（1127—1279年）

"南海Ⅰ号"南宋沉船出水

广东海上丝绸之路博物馆藏

　　撇口、弧腹、圈足，施青白釉。德化窑有"中国白"的美称，是外销瓷器产地之一。产品种类多样，造型精致、胎质薄细、致密坚硬、釉色滋润、白里泛青、富有光泽感。

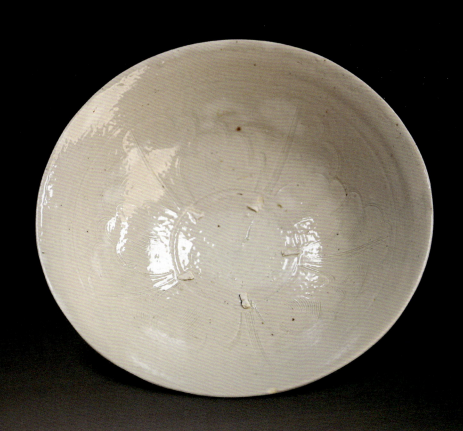

南宋龙泉窑青釉菊瓣碟

南宋（1127—1279年）
"南海Ｉ号"南宋沉船出水
广东海上丝绸之路博物馆藏

　　敞口、浅弧腹、暗圈足。胎色灰白，胎质细密。施青釉，釉色光洁莹润。外壁刻条纹，内壁作菊瓣式，内底装饰一朵花，造型优美。此类菊瓣式造型的运用一直延续至元明，外销瓷中常有所见。该类器物是"南海Ｉ号"沉船出水龙泉青瓷中极具代表性的文物之一，充分印证了龙泉青瓷在"海上丝绸之路"上的重要历史地位，反映了自宋代起龙泉青瓷就已经成为中国对外贸易的重要商品之一。

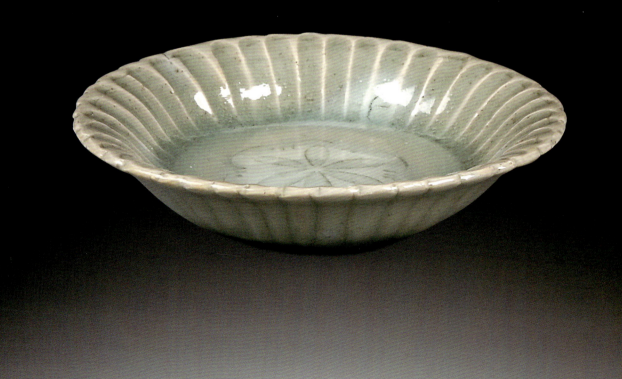

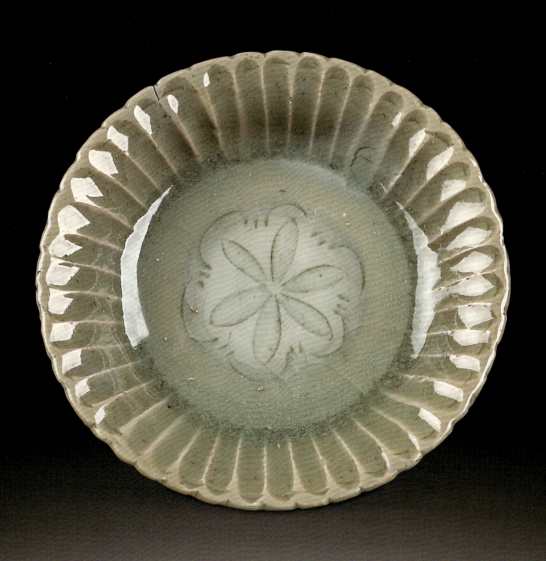

南宋德化窑青白釉印花双系罐

南宋（1127—1279年）
"南海Ⅰ号"南宋沉船出水
广东海上丝绸之路博物馆藏

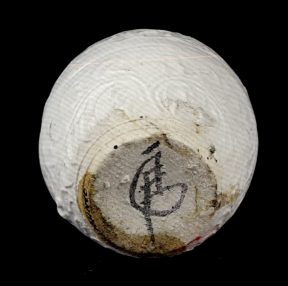

　　敛口，短直颈，颈肩相连处置双系。丰肩，深腹，腹下部斜收，平底。白胎，胎质细腻，胎体较薄。青白釉，釉色泛白，釉面温润。肩部三道弦纹，上下腹各模印一圈缠枝花卉纹。底露胎，墨书"马"字。造型秀美。

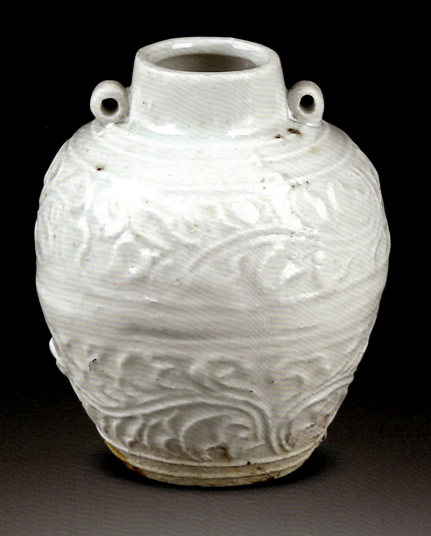

南宋德化窑青白釉印花粉盒

南宋（1127—1279年）
"南海Ⅰ号"南宋沉船出水
广东海上丝绸之路博物馆藏

　　胎体灰白，施青白釉。子母口，盖面模印花卉纹。底露胎，墨书"林上"。

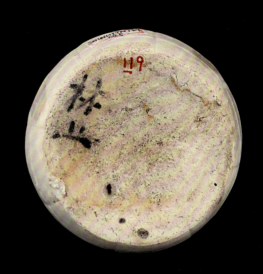

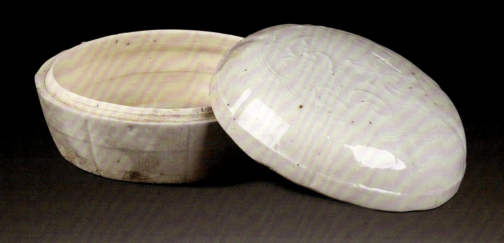

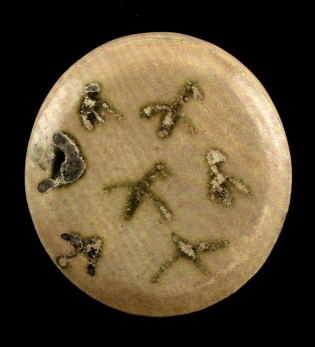

唐青釉绿彩草叶纹盒

唐（618—907年）
通高5、子口径7.2、盖口径7.9厘米
湖南博物院藏

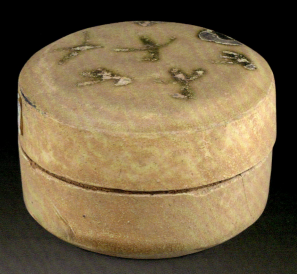

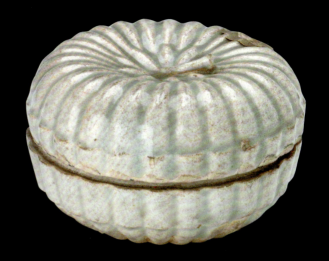

宋影青釉南瓜形瓷盒

宋（960—1279年）
通高5.1、子口径8、盖径10厘米
湖南博物院藏

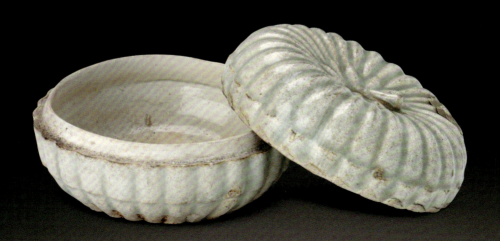

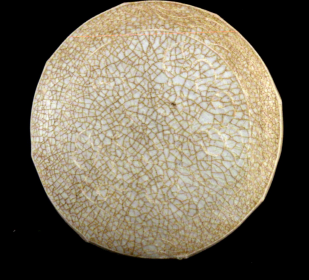

南宋青白釉印花卉纹瓷盒

南宋（1127—1279年）
通高5.3、子口径10、底径9.5厘米
爪哇海南宋沉船出水
湖南博物院藏

　　爪哇海沉船于20世纪80年代在爪哇海被渔民发现，长约28—31米、宽约8—9米，年代可能早至12世纪中晚期，船上装有约10万件陶瓷器和200吨铁器，以及少量的象牙、香料和锡锭等。大部分陶瓷器是来自中国南方的南宋时期的器物，包括青白瓷、青瓷、黑釉瓷、绿釉黑彩瓷和黄褐釉瓷器，其中青白瓷最多。沉船位置处于苏门答腊岛东部海域，如今邦加海峡和雅加达之间的直接航线就通过该海域。该船可能是从中国前往爪哇岛的途中沉没。

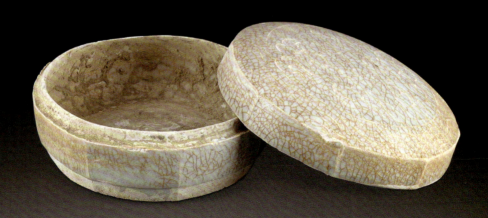

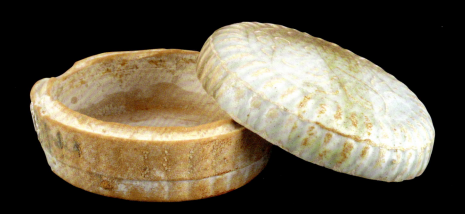

南宋青白釉印花卉纹瓷盒

南宋（1127—1279年）
通高3.1、子口径6、底径6厘米
爪哇海南宋沉船出水
湖南博物院藏

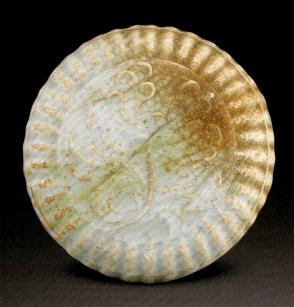

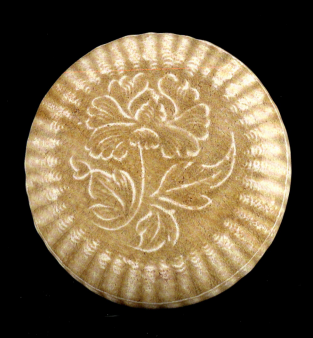

南宋青白釉印花卉纹瓷盒

南宋（1127—1279年）

通高3.1、子口径6、底径5.6厘米

爪哇海南宋沉船出水

湖南博物院藏

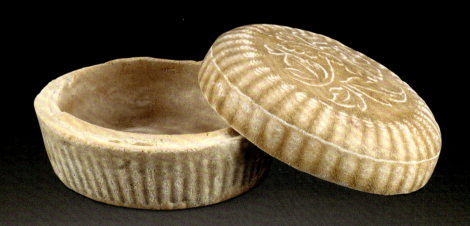

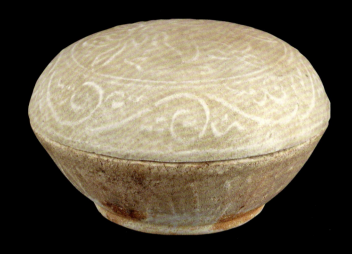

南宋青白釉印花卉纹瓷盒

南宋（1127—1279年）

通高4.8、子口径8.7、足径5厘米

爪哇海南宋沉船出水

湖南博物院藏

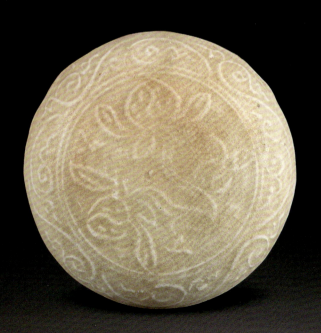

泉州湾南宋沉船出土木牌、木签

南宋（1127—1279年）

一级

a. 南宋"曾幹水记"木牌：通长12.1、通宽11.5、通高0.8厘米

b. 南宋"朱库国记"木签：通长13.5、通宽2.1、通高0.7厘米

c. 南宋"山中"木签：通长8.3、通宽3、通高0.7厘米

d. 南宋"张伴"木签：通长10.5、通宽2.8、通高0.8厘米

e. 南宋"哑哩"木签：通长8.2、通宽3.1、通高0.7厘米

f. 南宋"曾幹"木签：通长9.5、通宽2.5、通高0.6厘米

g. 南宋"南家"木签：通长10.2、通宽2.1、通高0.6厘米

h. 南宋"昶郡"木签：通长9.8、通宽2.5、通高0.8厘米

i. 南宋"丘碇水记"木签：通长10.5、通宽3.5、通高0.8厘米

j. 南宋"吴兴"木签：通长10.5、通宽2.5、通高0.5厘米

1974年福建省泉州湾后渚港南宋沉船出土

福建省泉州海外交通史博物馆藏

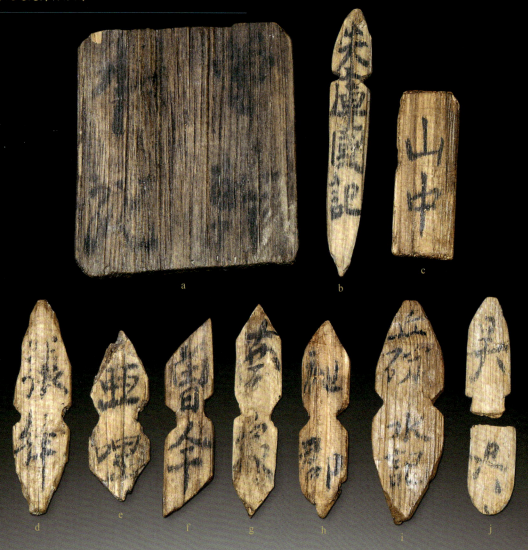

泉州湾南宋沉船出土朱砂

南宋（1127—1279年）
1974年福建省泉州湾后渚港南宋沉船出土
福建中医药大学博物馆藏

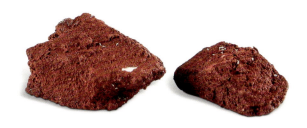

泉州湾南宋沉船出土玳瑁

南宋（1127—1279年）
1974年福建省泉州湾后渚港南宋沉船出土
福建中医药大学博物馆藏

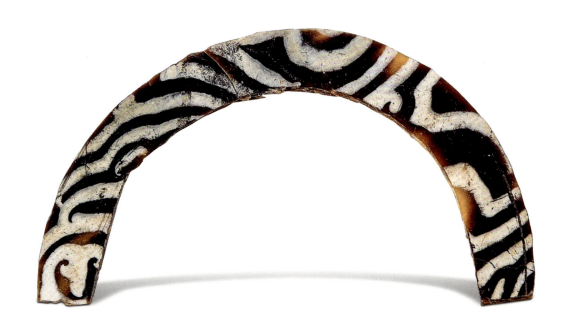

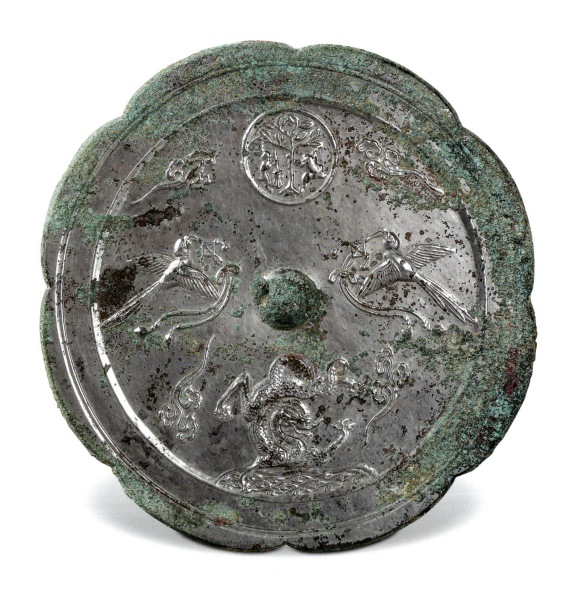

唐双鹊衔绶云龙出海纹月宫铜镜

唐（618—907年）

二级

上海中国航海博物馆藏

　　葵花形轮廓，镜背纹饰布局简洁。圆纽，镜纽两侧有喜鹊口衔绶带展翅飞翔，纽上方月宫内有桂树、蟾蜍和捣药的玉兔，月宫两旁分饰一朵祥云。纽下方是蛟龙出水图，龙身屈曲盘绕，身旁流云飞动。

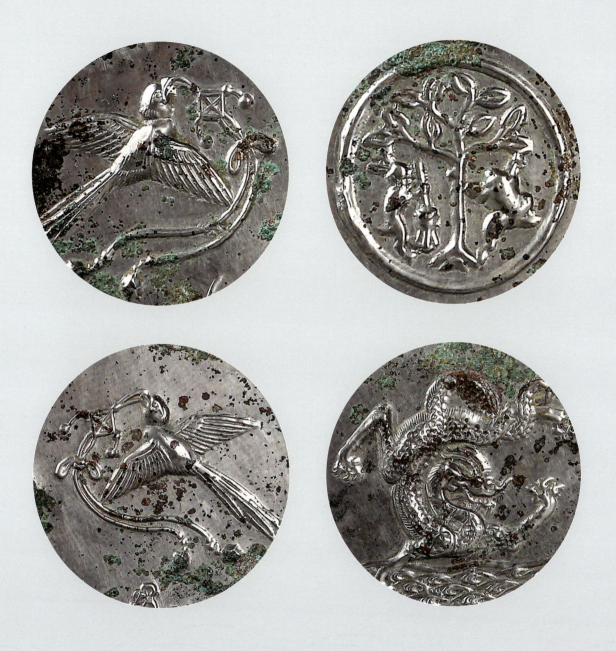

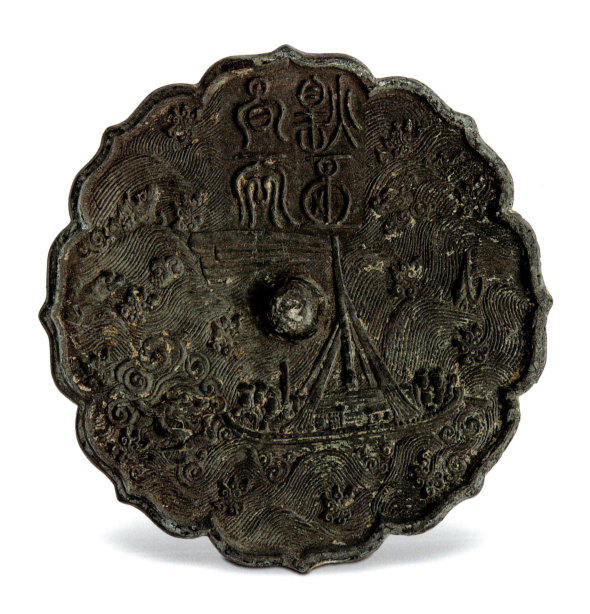

宋菱花形海舶纹铜镜

宋（960—1279年）
直径17、缘厚0.4厘米
湖南博物院藏

　　镜体为八瓣菱花形，圆纽，镜纽上方铸有"煌丕昌天"四字铭文。镜背图案以海波纹为底，海兽隐现其中，波涛中有一艘桅杆高耸的海船破浪前行，船头船尾及船舱中的人物依稀可见，船身两侧有四道篷索，船帆已张满，呈现出满帆远航的意境。该镜构思精巧、写实性强，反映出我国宋代航海事业的发达。

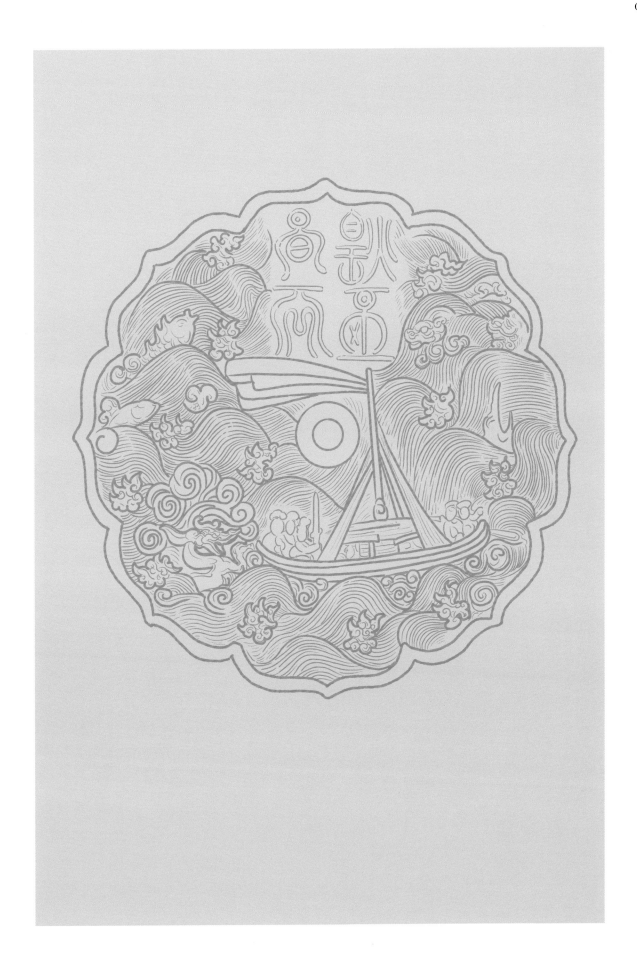

宋菱花形海舶纹铜镜

宋（960—1279年）

三级

上海中国航海博物馆藏

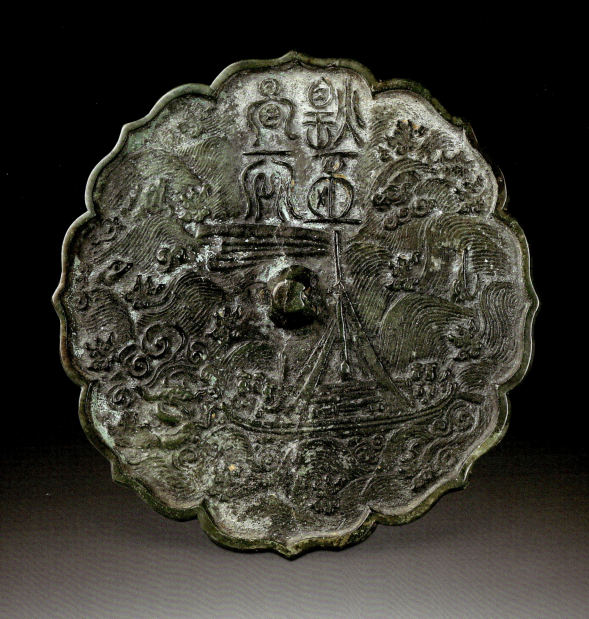

宋菱花形仙人渡海纹铜镜

宋（960—1279年）
直径17.1、缘厚0.5厘米
湖南博物院藏

　　八瓣菱形、圆纽，素缘。镜背满铺细密的海水纹，水波细密，曲折起伏，浪花翻涌。镜纽两侧各有一仙人御剑飞行，镜纽下侧水波中楼阁若隐若现，场面刻画极为精妙。

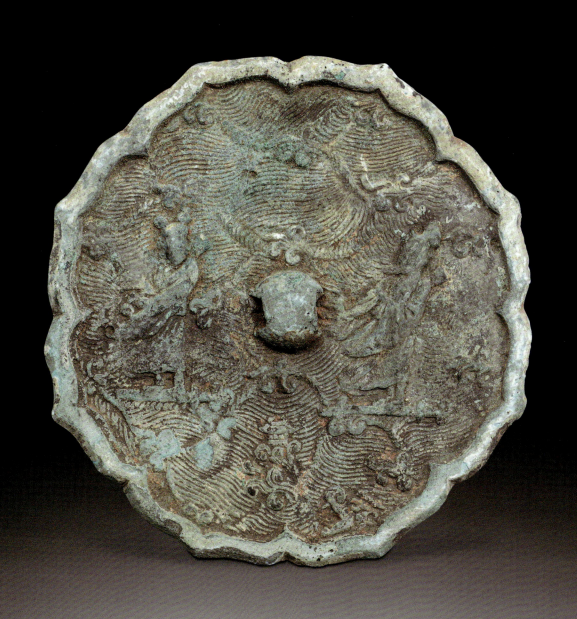

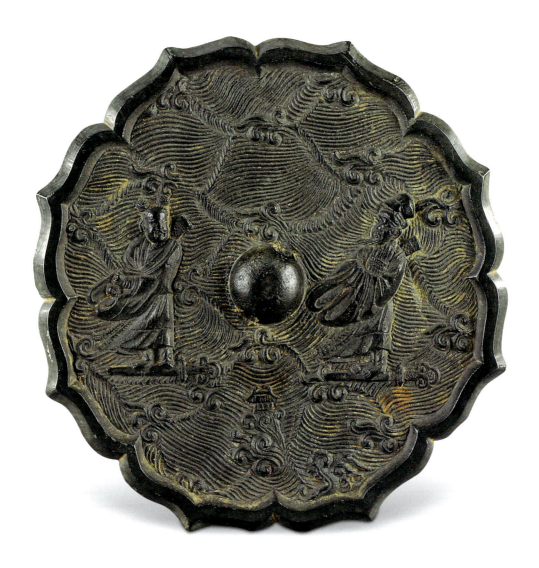

宋菱花形仙人渡海纹铜镜

宋（960—1279年）

三级

直径18.2厘米

安徽博物院藏

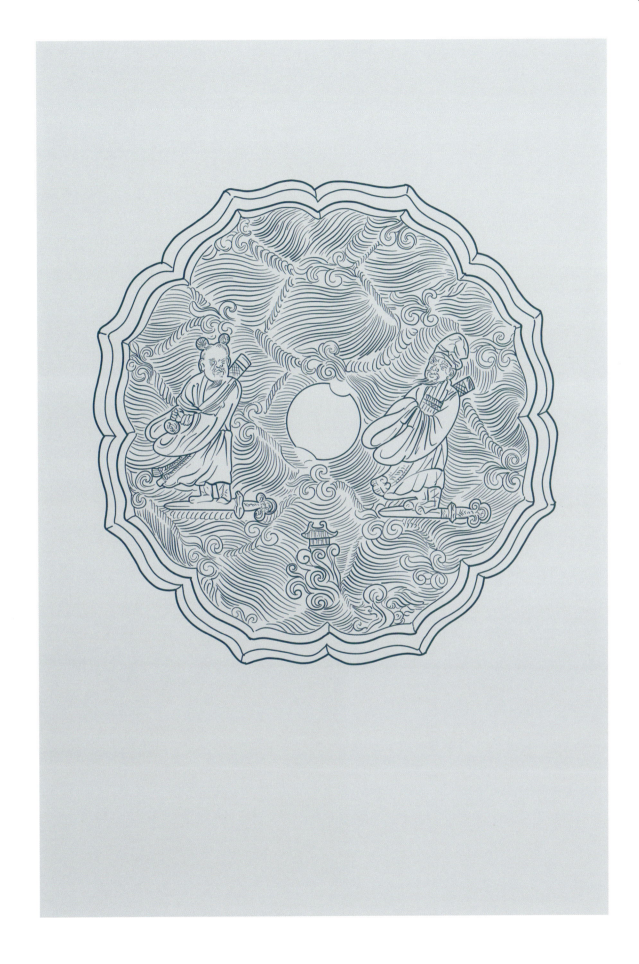

宋方形仙人渡海纹铜镜

宋（960—1279年）
直径9、缘厚0.3厘米
湖南博物院藏

　　方形，圆钮，素缘。镜背图案以海水纹为底，左上方和右下方各有一御剑飞行的仙人。

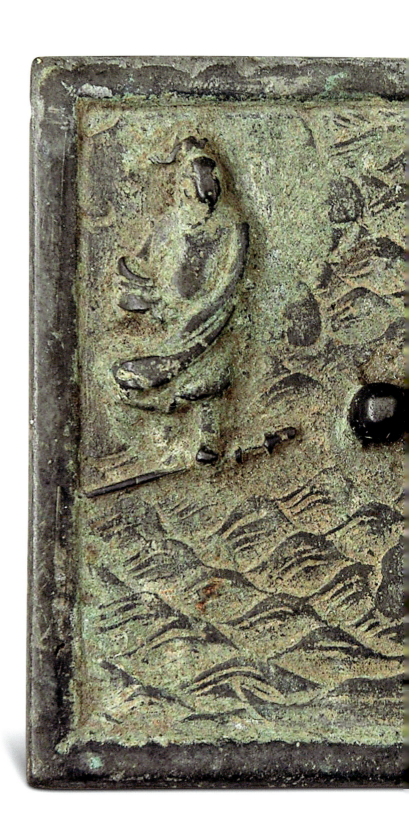

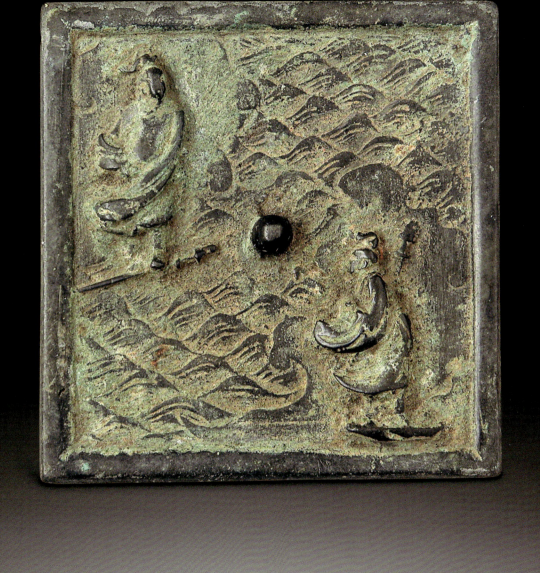

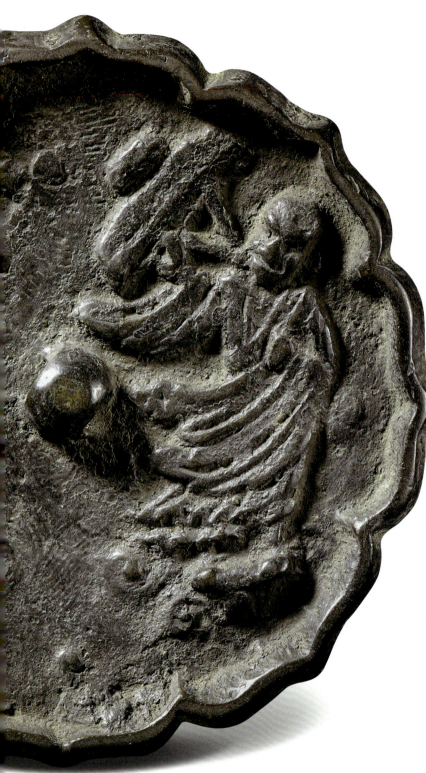

金菱花形达摩渡海纹铜镜

金（1115—1234年）

二级

直径14.6厘米

上海博物馆藏

　　八瓣菱花形，圆纽，窄缘。镜背遍布海水纹，波纹汹涌，风大浪急。纽右侧一僧人身披袈裟，手持斗笠，双足踏一叶小舟在海浪中行进。纽的左下方有一龙首探出，口吐云雾徐徐上升，托起了一座殿宇。

　　纹饰取材于达摩故事，达摩是中国禅宗初祖，天竺人，南朝宋时渡海来到广州，后住嵩山少林寺，传说面壁九年，后遇慧可授以《楞伽经》四卷及其心法，于是禅宗得以流传。金代佛教宗派中禅宗尤为盛行，达摩题材的纹饰出现在铜镜上，当在情理之中。

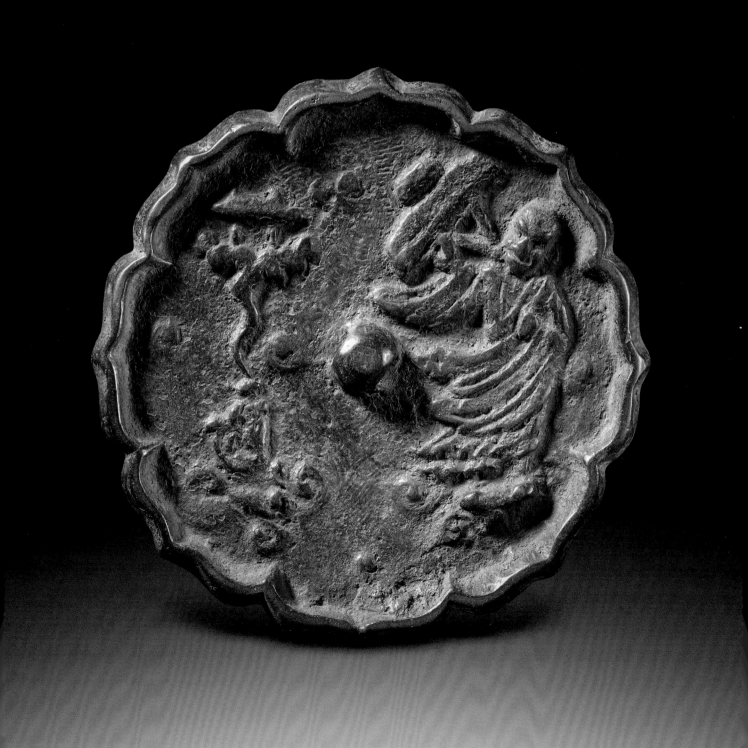

指向行舟

二

　　文献记载表明，早在北宋时期，指南针已运用于航海。指南针在航海中的应用和发展，是航海技术方面的巨大变革。航海技术的大幅进步，增加了航海的安全性，开阔了海上航行的视野，为发展海上丝绸之路提供了支撑和保障，使中国商船远航能力大为加强，推动了海外贸易的兴盛。

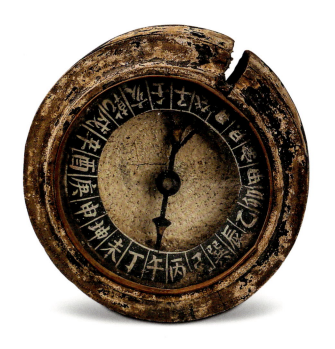

清木质航海罗盘

清（1644—1911年）
上海中国航海博物馆藏

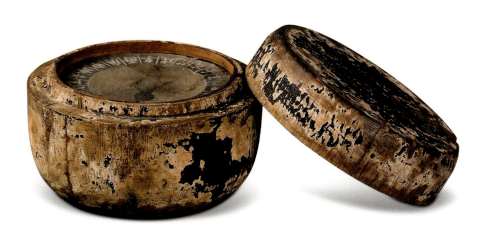

清水浮式风水罗盘

清（1644—1911年）
直径31.3、高2.5厘米
私人收藏

　　此水浮式风水罗盘与常见的风水旱罗盘形制基本相同，不同之处在于其天池壁采用牛骨、天池底采用云母片制成。据文献记载，明代嘉靖以前航海所使用的罗盘主要是"水罗盘"，即"浮针于水，指向行舟"。因航海水罗盘存世极少，难以知其形制，此清代水浮式风水罗盘可作参考。

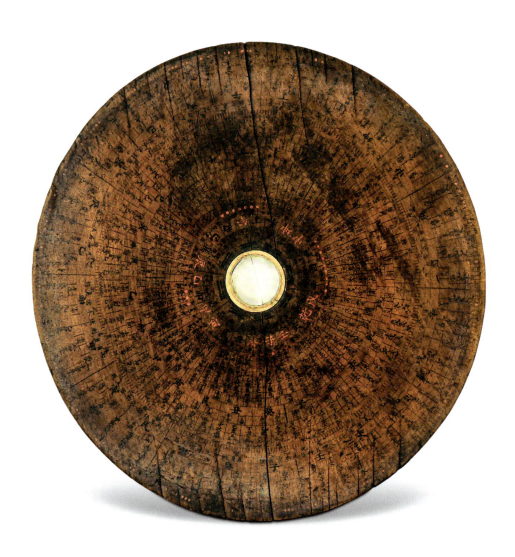

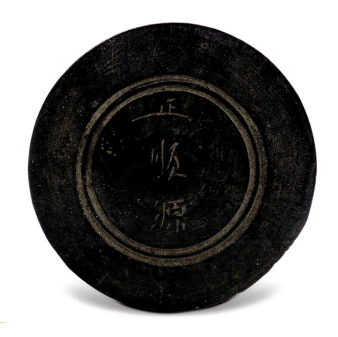

清"正顺源"款航海罗盘

清（1644—1911年）
直径7.4、通高5.1厘米
私人收藏

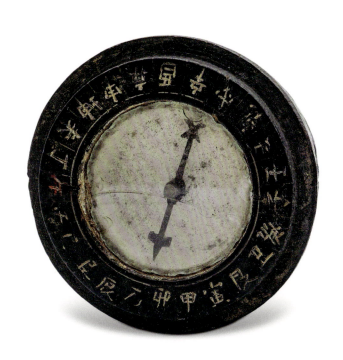

海贾蕃客

　　唐宋时期，大批中国海商远涉重洋，活跃于西太平洋、印度洋海域上，积极开拓海外贸易市场。同时，以波斯人、阿拉伯人为代表的各国蕃商也循着海上丝绸之路来到中国，是南海诸国香药输入中国的重要中介商。为加强管理，朝廷在蕃商聚居区设立蕃坊，作为居留地和商品交易区，设蕃坊司，任命蕃长负责管理蕃坊，维护蕃商在华权益，尊重蕃商生活习俗和宗教信仰。

日本东大寺鉴真坐像

鉴真，唐代赴日传法名僧，日本常称为"过海大师""唐大和尚""唐大和上"。由日本淡海三船（即真人元开）于779年撰写的《唐大和上东征传》记载了鉴真东渡日本及传播佛教的事迹。该书中还留下了第二次和第六次计划带到日本的物品记录，第二次准备的物品中有经卷、佛像、佛具、日用品、香料和药材等，其中香料有"麝香、沉香、甲香、甘松香、龙脑香、胆唐香、安息香、栈香、零陵香、青木香、薰陆香"等。在第五次东渡失败、遭风漂流至海南岛，北返扬州时行经广州所见："（广州）江中有婆罗门、波斯、昆仑等舶，不知其数。并载香药、珍宝，积载如山，其舶深六七丈。师子国、大石国、骨唐国、白蛮、赤蛮等往来居住，种类极多。"

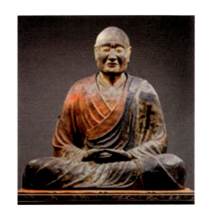

真人元开撰《唐大和上东征传》，古典保存会，1931年

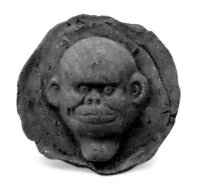

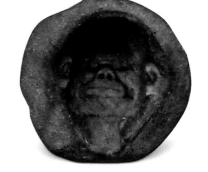

马来人陶范

唐（618—907年）

直径3.6厘米

扬州博物馆藏

　　陶范呈红色，模塑人面五官，阔耳细颈，方圆脸，深目凸睛，小鼻阔翼，鼻孔圆张，厚唇紧抿。根据人物的面部特征推测为马来人。

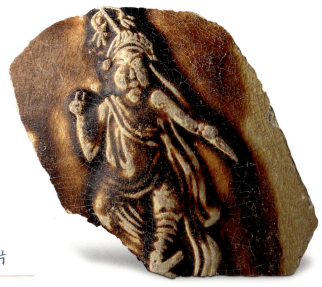

唐长沙窑青釉褐斑贴人物纹瓷片

唐（618—907年）
残长6.5、残宽5.3厘米
南越王博物院藏

唐长沙窑青釉褐斑贴人物纹瓷片

唐（618—907年）
残长7.8、残宽7厘米
南越王博物院藏

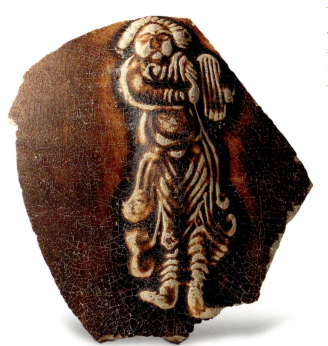

唐长沙窑青釉抱果瓷俑

唐（618—907年）

三级

高8.5、宽7厘米

湖南省长沙市望城区铜官街道采集

长沙市博物馆藏

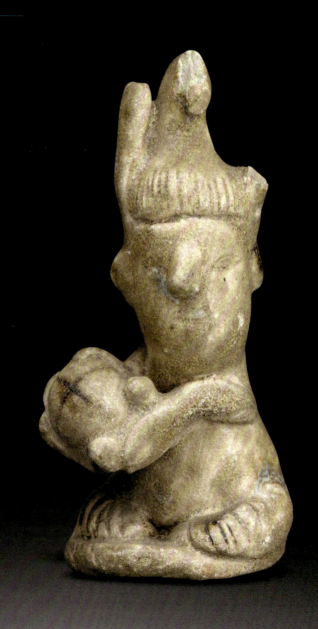

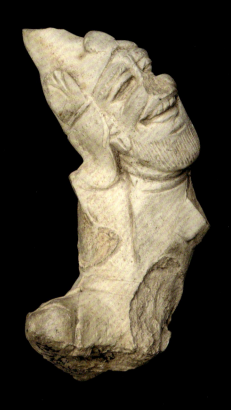

唐长沙窑胡人陶俑

唐（618—907年）
高9、宽7厘米
湖南省长沙市望城区铜官街道陈家坪出土
长沙市博物馆藏

唐胡童坐象牙铜构件

唐（618—907年）
三级
高8、长6.5厘米
西安博物院藏

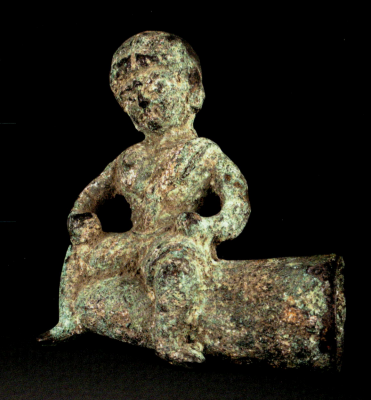

唐彩绘圆领拱手黑人俑

唐（618—907年）
高19、宽3.7、厚4厘米
西安博物院藏

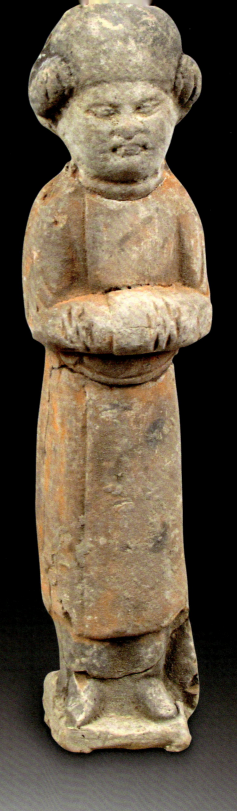

唐彩绘圆领拱手黑人俑

唐（618—907年）
高19.6、宽3.6、厚4厘米
西安博物院藏

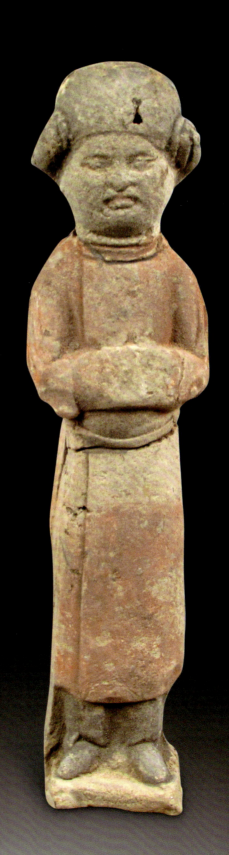

伊斯兰教徒珊瑚石墓碑

唐—元（618—1368年）
高61、宽51、厚16厘米，重38千克
2007年12月海南省三亚市凤凰镇回新村征集
海南省博物馆藏

　　碑首呈圭形，左右两侧各凿有三道深槽。碑刻阿拉伯文，内容包含《古兰经》、墓主名字等、饰圆月、卷云、花朵、生命树等图案。在海南省三亚市和陵水黎族自治县的沿海地区，发现有若干伊斯兰教徒古墓群，年代从唐代延续至宋元。此碑选取海南沿海特有的珊瑚石制成，既有鲜明的伊斯兰教风格，又有独特的海南地域特色。

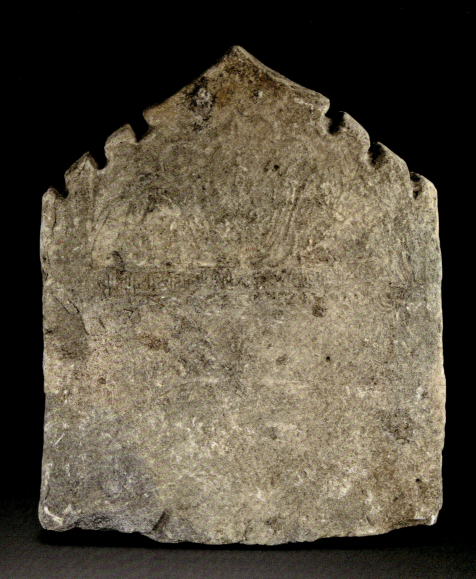

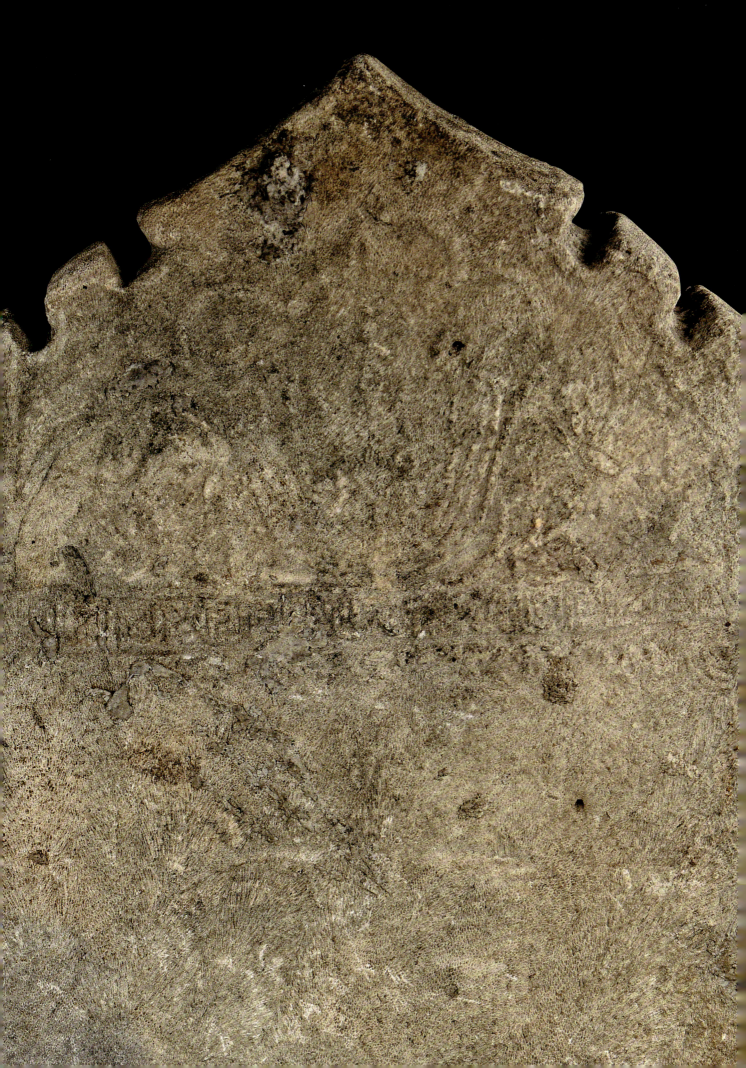

波斯人李摩呼禄墓志拓片

唐大和九年（835年）
2004年江苏省扬州市普哈丁园南侧征集
扬州博物馆藏

　　此墓志题为《唐故李府君墓志并序》，据墓志载："世钦颖士。府君父名罗呼禄，府君称摩呼禄……望郡陇西，贯波斯国人也……舟航赴此，卜宅安居。唯唯修身，堪为国宝……于大和九年二月十六日，殁于唐扬州江阳县文教坊之私第也，时七十有五矣。"墓主人是晚唐时期自海路来华的波斯胡商，证实了唐代扬州在丝绸之路上的重要商贸地位。

旧制，海商死者，官籍其赀。满三月，无妻子诣府，
则没入。（孔）戣以海道岁一往复，苟有验者，不为限，
悉推与。

——《新唐书》卷一六三《孔巢附子戣传》

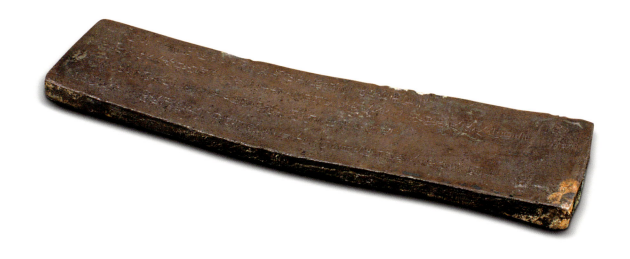

波斯胡伊娑郝银铤

唐（618—907年）
三级
长27.4、宽6.1厘米，重2.13千克
1989年陕西省西安市西郊沣登路出土
西安博物院藏

　　银铤有四行铭文，记载了波斯人伊娑郝在广州身死，其资产被广州官府没收，由岭南节度使和市舶使将其进献皇帝，体现了唐代中期对外商遗产的处理制度。

阿达忽□频陁沙等纳死波斯伊娑郝银壹铤，伍拾两。官秤。／银青光禄大夫，使持节都督广州诸军事，广州刺史，兼御史大夫，充岭南节度、支度、营田、五府经略、观／察处置等副大使，知节度事，上柱国，南阳县开国子，臣张伯仪进。／岭南监军、市舶使，朝散大夫，行内侍省内给事，员外置同正员，上柱国，赐金鱼袋，臣刘楚江进。

——摘自李锦绣《押蕃舶使、阅货宴与唐代的海外贸易管理》

市舶通商

四

从唐中后期开始，海上丝绸之路逐渐取代陆上丝绸之路成为中外贸易的主要通道。为适应海上贸易新形势，至迟在唐开元二年（714年），唐王朝在交州、广州设立市舶使，负责市买、管理宫廷所需海外珍宝，开创了古代市舶管理制度。北宋开宝四年（971年），宋灭南汉后，随即设立广州市舶司，"掌蕃货、海舶、征榷、贸易之事，以来远人，通远物"。随着海外贸易的蓬勃发展，宋朝陆续在杭州、明州（今浙江省宁波市）、泉州等港口设立市舶司，其中香药是市舶司的大宗贸易品，也是朝廷的一项重要财政来源。市舶司作为主管海外贸易的机构，已经具备了管理外商、征纳商税等职能，比唐代的市舶使更进一步。此外，宋代还大力发展朝贡贸易。

市舶之利最厚，若措置合宜，所得动以百万计，岂不胜取之于民？

——《宋会要辑稿·职官四四之二〇》

时间	姓名	任职	地点	身份	资料出处
开元二年	周庆立	市舶使	岭南	昭州首领（本官：右威卫中郎将）	《旧唐书》卷八《玄宗纪》
开元十年后至天宝初	韦光闰	市舶使	广州	宦官（本官：内府局丞）	《英华》卷九三一于肃撰《内给事谏议大夫韦公神道碑》；《唐代墓志汇编续集》乾元〇〇四《大唐故朝请大夫内侍省内给事京兆韦（光闰）公广平县君宋夫人墓志》
天宝八载	（阙名）	中人之市舶使	广州	宦官	《新唐书》卷一二六《卢奂传》
广德元年	吕太一	市舶使	广州	宦官	《旧唐书》卷十一《代宗纪》
开成元年	（阙名）	市舶使	广州	宦官（监军使兼领）	《旧唐书》卷一七七《卢钧传》
大中四年	李敬实	市舶使	广州	宦官（都监兼领）	《唐代墓志汇编续集》大中〇七八《李敬实墓志》
大中七年	吴德鄘	市舶使	广州	宦官（岭南监军使）	《吴德鄘墓志铭》
晚唐	刘楚江	市舶使	广州	宦官（岭南监军）	波斯伊娑郝银铤
唐末	（阙名）	市舶使	广州	宦官	《中国印度见闻录》卷二《中国见闻续记》

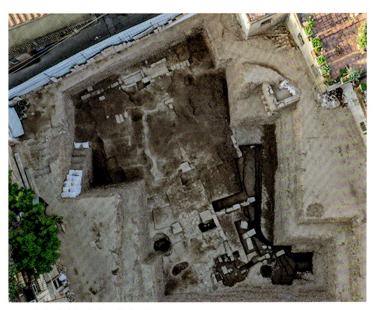

2020年泉州市舶司遗址考古现场
王俊 摄

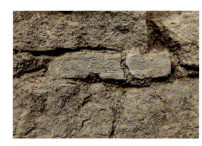

（监）造市"舶亭蒲（寿）（庚）"铭文砖

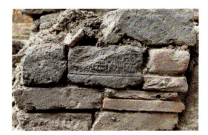

"舶亭蒲（寿）"铭文砖

唐李敬实墓志并盖

唐大中十四年（860年）

三级

高75、宽75厘米

20世纪80年代陕西省西安市东郊出土

西安碑林博物馆藏

　　根据墓志记载，宦官李敬实于唐宣宗大中四年（850年）出任广州都监兼市舶使，李氏"才及下车，得三军畏威，夷人安泰。不逾旬月，蕃商大至，宝货盈衢，贡献不怠。颇尽巨节，帙满朝觐，献奉之礼，光绝前后"。可见李氏出任市舶使，颇有作为。

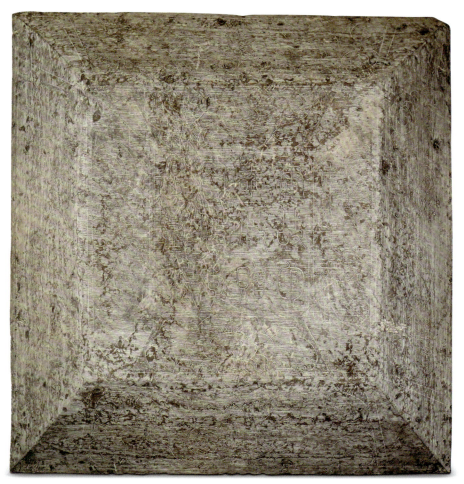

墓志盖

墓志

赵汝适与《诸蕃志》

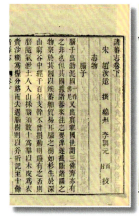

《诸蕃志》

赵汝适（1170—1231年），字伯可，南宋地理学家。宋太宗赵炅八世孙，出生于台州天台县（今属浙江省临海市）。赵汝适于南宋理宗宝庆元年（1225年）以朝散大夫提举福建路市舶兼权泉州市舶时，在"暇日阅诸蕃图……询诸贾胡，俾列其国名，道其风土，与夫道里之联属，山泽之蓄产，译以华言"，撰写成为《诸蕃志》一书。

《诸蕃志》二卷，卷上志国，卷下志物。卷上记述交趾、三佛齐、阇婆、蓝无里、大食等58个国家和地区的地理、交通、山川、风土、民俗、物产、政治经济制度，以及中外交通和贸易的情况。卷下列物名47种，凡犀、象、珠玑、香药、玳瑁珍异之物，尽加列举；对出产地、物性、形状以及输入中国的商贩情况，也有生动的叙述；卷末专述中国海南地理与物货。《诸蕃志》是研究宋代海外交通与各国物货的重要著作。

赵汝适墓志拓片
临海市博物馆 提供

074

唐巩县窑三彩鹰嘴小壶

唐（618—907年）

二级

1988年江苏省扬州市邗江县双桥乡双桥村贾庄出土

扬州博物馆藏

　　壶口呈鹰嘴状，细颈，鼓腹，矮足，平底。施绿、褐、蓝等釉，釉面斑驳交融，绚丽自然。垂釉不及底，露白胎，胎质细腻，胎体厚重。一侧置曲柄。

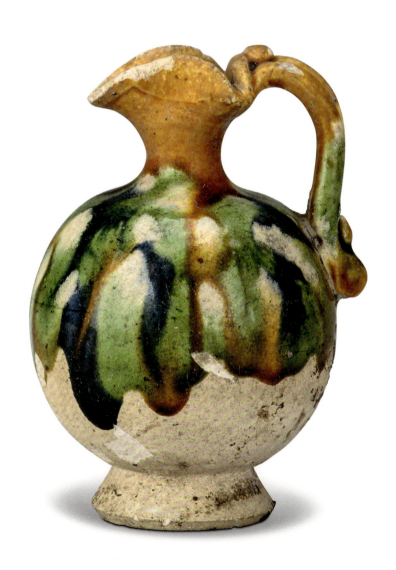

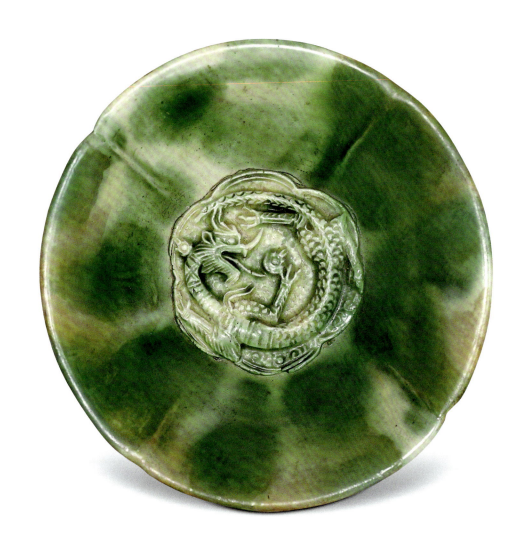

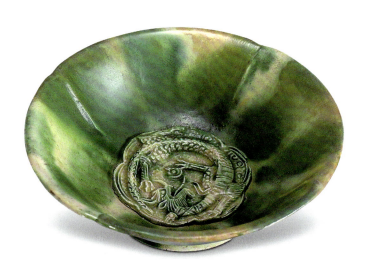

唐巩县窑绿釉模印贴塑龙纹盏

唐（618—907年）

二级

高4.3、口径14.6、底径6.9厘米

1983年江苏省扬州市三元路出土

扬州博物馆藏

　　盏为四瓣葵形，口沿外侈，斜弧腹，圈足外撇。外腹及足心各有两道凹弦纹。盏心堆塑一条蟠龙。龙尖嘴，身披鳞甲，四爪伸开，张口吐珠，短尾盘于腹下。龙身四周饰云气纹。通体施釉，绿白相间，釉质晶莹，色调明朗和谐，是河南巩县窑烧制的不可多得的艺术精品。

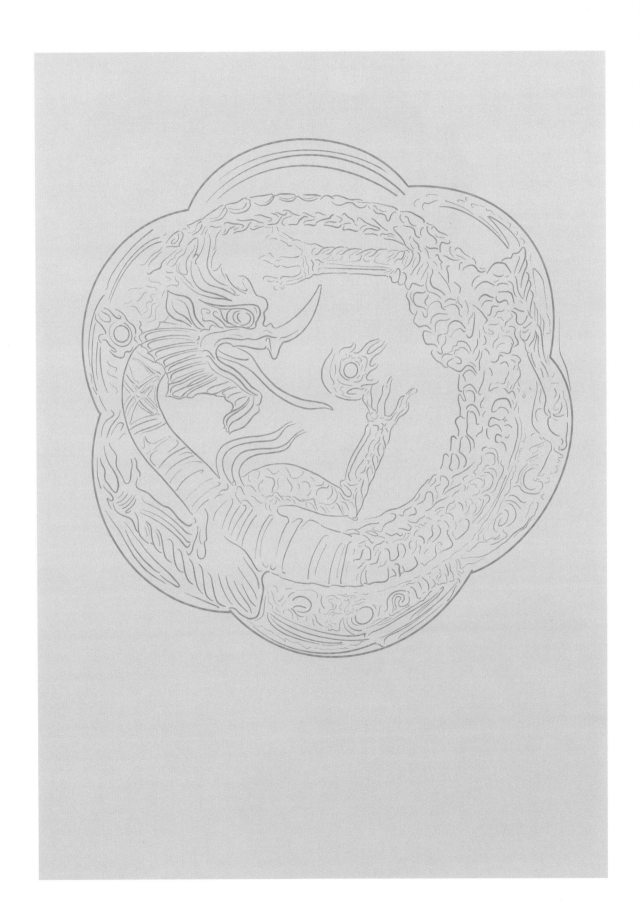

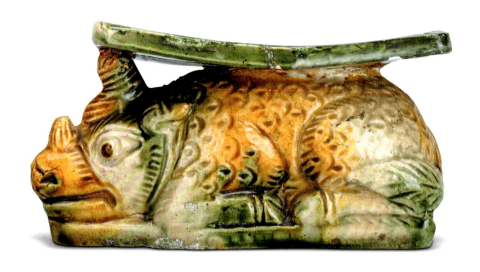

唐三彩犀牛枕

唐（618—907年）

二级

1985年江苏省扬州教育学院工地出土

扬州博物馆藏

枕面作长方形，微弧凹，中间刻一对同向展翅飞翔的蝴蝶，边缘一周阴刻线。枕座为匍匐的犀牛伏于托子上。犀牛鼓睛，大鼻，阔嘴，小耳。鼻梁上一只小角，头顶一只大角，粗短颈，四腿弯曲压于腹下，长尾贴身。头部阴刻毛发，全身刻划鱼鳞纹。满施黄、绿、褐三彩，釉色鲜艳自然。底露砖红胎，胎质坚硬。有三个支钉垫烧痕迹。

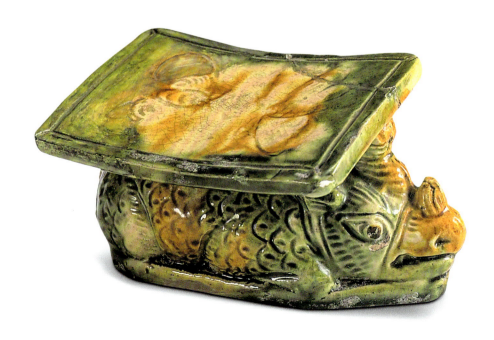

唐三彩钵盂

唐（618—907年）
二级
高14.5、口径13.5厘米
1958年江苏省扬州市五台山出土
扬州博物馆藏

　　口内敛，肩稍耸，鼓腹，小平底。外腹施黄、绿、白、褐四色釉，釉面斑驳交融，绚丽自然。垂釉不及底，露白胎，胎质细腻，胎体厚重。此钵盂产自河南巩县窑，器型敦实沉稳，极具实用性。

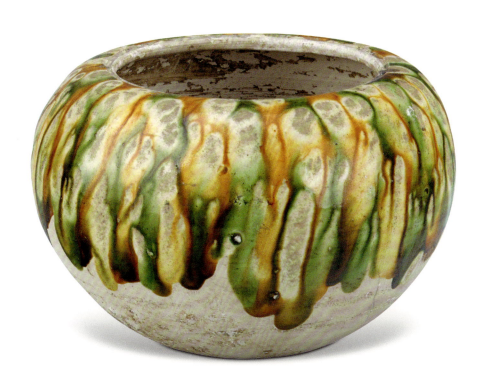

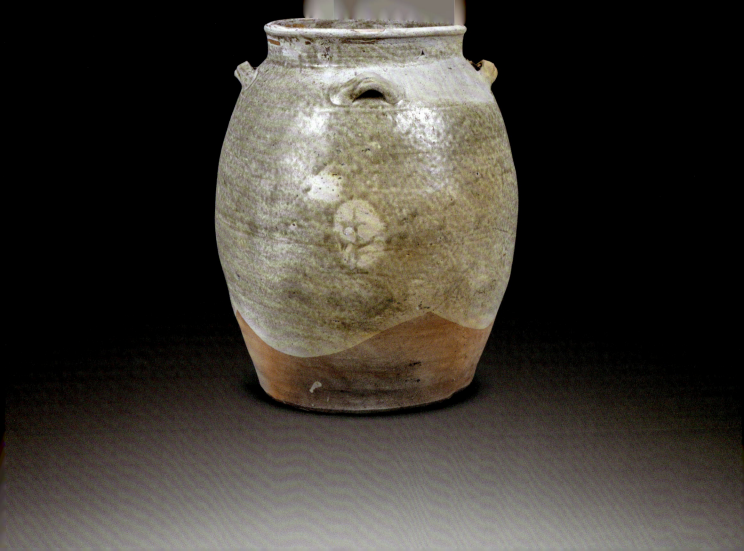

唐广东窑青釉四系带流瓷罐

唐（618—907年）
高41.5、口径14.5、腹径36.5、底径19.8厘米
广州海事博物馆藏

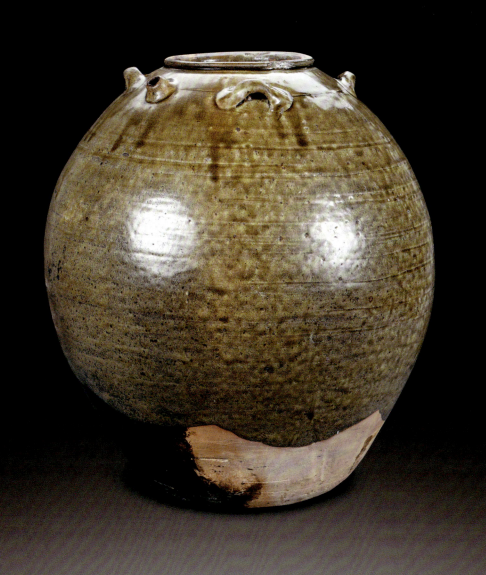

镶嵌玻璃瓶

唐—宋（618—1279年）

三级

高19、底径3厘米

湖南博物院藏

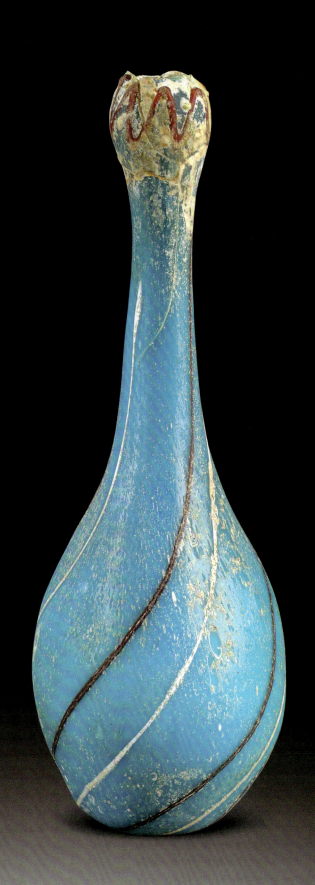

南汉"掌要局"铭白釉瓷碗（残）

五代·南汉（917—971年）

三级

残长15.1、残宽12.8、残高4.6厘米

广东省广州市南越国宫署遗址出土

南越王博物院藏

　　南汉（917—971年）是五代十国统治岭南地区的一个地方政权。南汉秉持唐代以来的外贸政策，进一步拓展了唐代以来形成的南海至印度洋、阿拉伯海地区的贸易网络，大力发展海外贸易，依靠海外贸易积累了大量财富，并为北宋迎来海外贸易新局面奠定了基础。"掌要局"不见于文献记载，从"掌要局"字款瓷器出土于南汉宫城核心区来看，掌要局可能设在禁中。

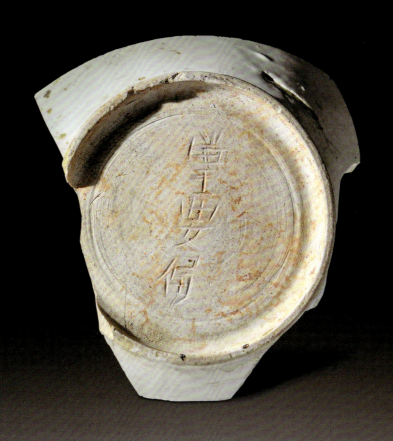

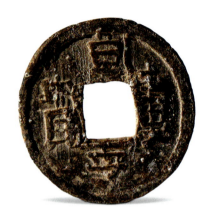

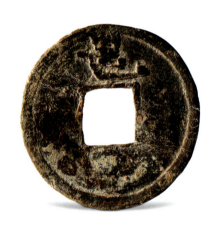

南汉乾亨重宝背"邕"铅钱

五代·南汉（917—971年）

三级

直径2.48厘米

广东省广州市南越国宫署遗址出土

南越王博物院藏

　　公元917年，原清海军节度使刘岩在广州称帝，国号"大越"，年号"乾亨"，次年改国号为"汉"，史称"南汉"，历三世四主，共55年。南汉国铸有乾亨重宝铅钱，有光背、背"邑"、背"邕"三种。

　　1997年印度尼西亚印坦沉船出水了多枚乾亨重宝铅钱，这是南汉国海外贸易繁荣的重要佐证。

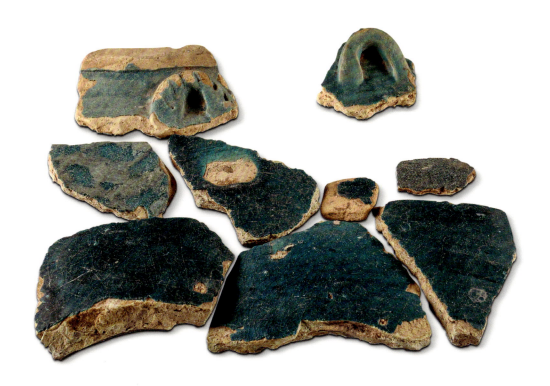

波斯蓝釉陶片

五代·南汉（917—971年）
广东省广州市南越国宫署遗址出土
南越王博物院藏

　　广州南汉宫苑出土的孔雀蓝釉陶器主要是罐、瓶类等，灰白胎或黄白胎，胎质粗松，表面施孔雀蓝釉，釉层较厚，釉面无光泽，里面施浅蓝色釉或青褐色釉。经检测，这些陶器所施釉料是铜离子着色的非铅釉系列的蓝釉，其胎中碱土金属氧化物的含量超过了20%（CaO≈17%），物相分析结果表明胎中含有大量的斜辉石，与广东本地陶器完全不同，应属西亚地区产物。

南汉蝴蝶牡丹纹方砖

五代 · 南汉（917—971年）

三级

边长35、厚4.5厘米

广东省广州市南越国宫署遗址出土

南越王博物院藏

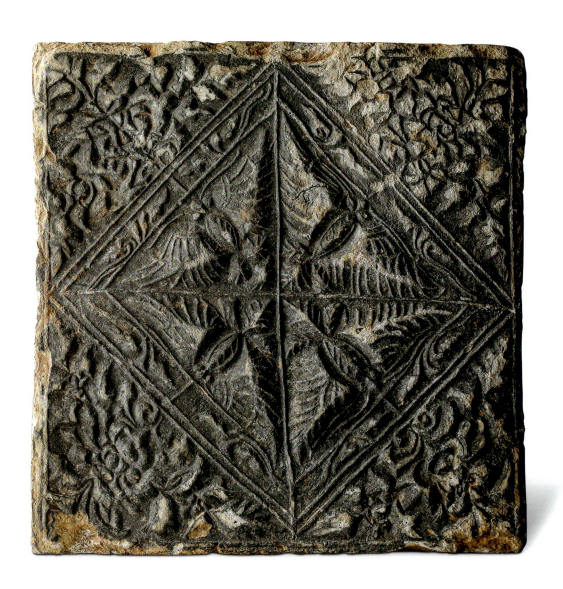

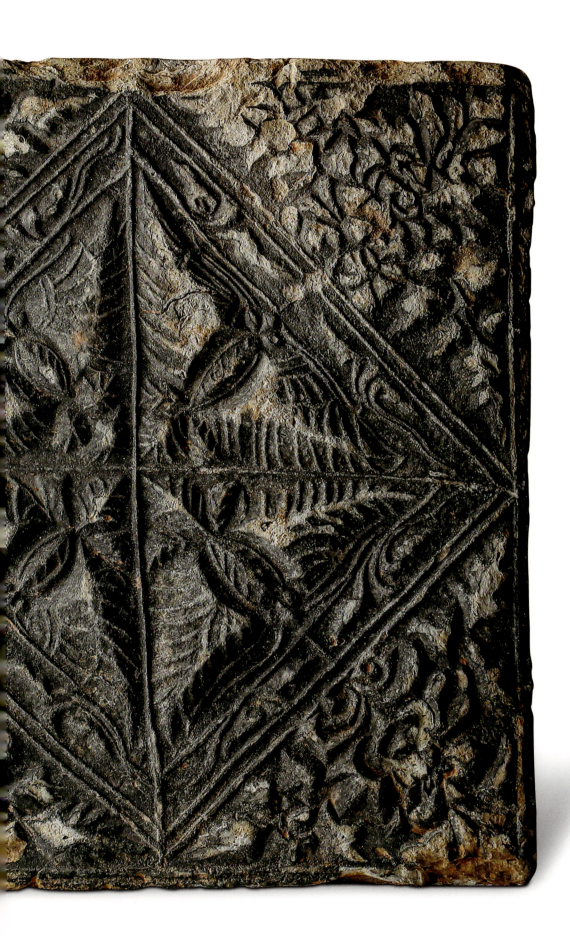

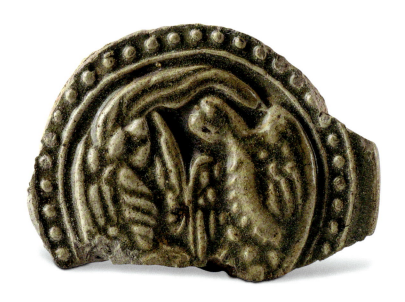

南汉青釉凤纹瓦当

五代·南汉（917—971年）
直径14.2、厚2.5厘米
广东省广州市南越国宫署遗址出土
南越王博物院藏

南汉青釉莲花纹瓦当

五代·南汉（917—971年）
直径11、厚2厘米
广东省广州市南越国宫署遗址出土
南越王博物院藏

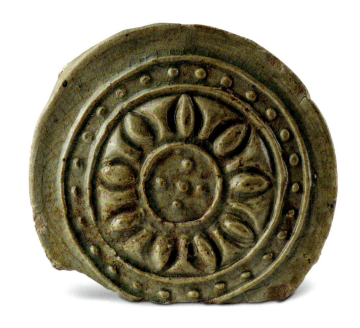

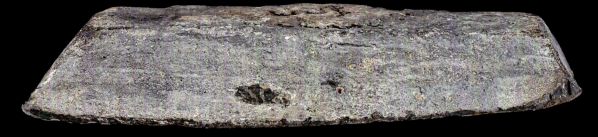

南汉"官"字条形铅锭

五代·南汉（917—971年）

长24、宽10.5、高3.8厘米，重6.835千克

广州海事博物馆藏

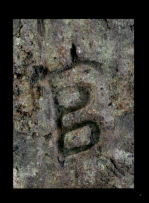

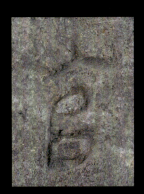

南汉"官"字条形铅锭

五代·南汉（917—971年）

长24、宽10.4、高3.9厘米，重6.865千克

广州海事博物馆藏

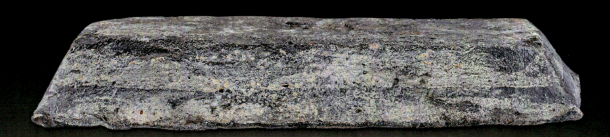

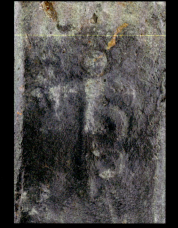

南汉"官"字条形铅锭

五代·南汉（917—971年）

长25.2、宽11.5、高4厘米，重7.225千克

广州海事博物馆藏

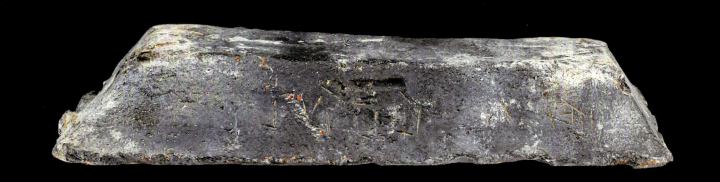

北宋西村窑青釉褐彩花卉纹瓷盘

北宋（960—1127年）
高7.6、口径23.3、足径9.5厘米
广州海事博物馆藏

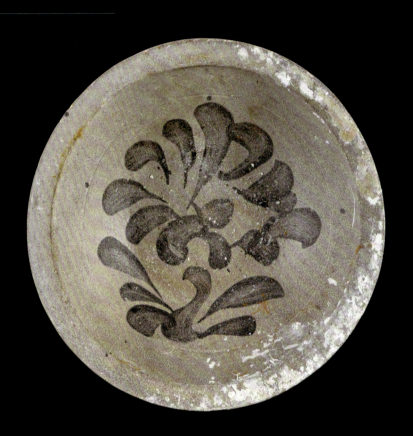

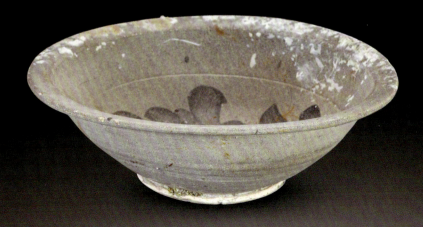

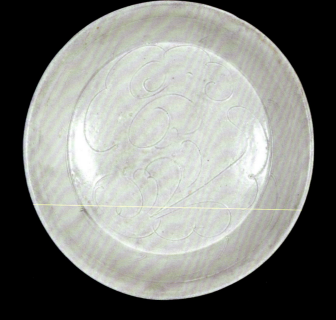

北宋西村窑青白釉刻划花卉纹瓷碗

北宋（960—1127年）
高4.6、口径16.8、足径7.7厘米
广州海事博物馆藏

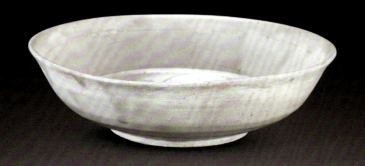

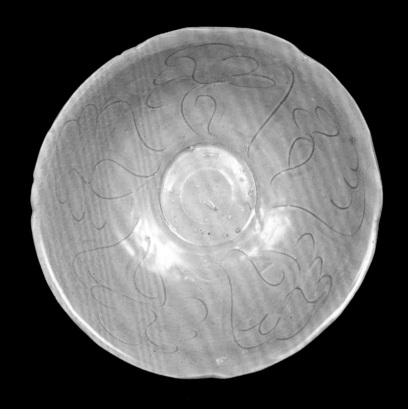

南宋闽清义窑青釉划花卉纹花口瓷碗

南宋（1127—1279年）
高6、口径17、足径5.3厘米
广州海事博物馆藏

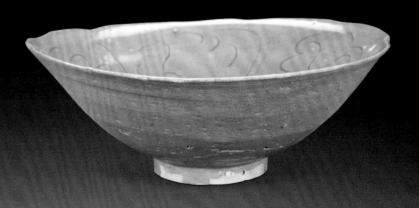

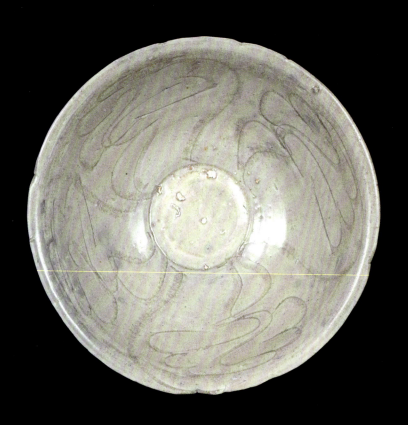

南宋闽清义窑青釉刻花卉纹花口瓷碗

南宋（1127—1279年）

高7、口径17.8、足径5.8厘米

广州海事博物馆藏

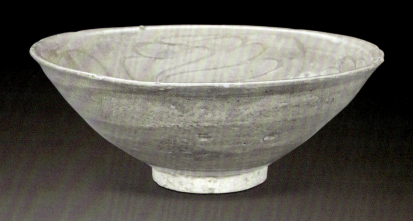

宋景德镇窑青白瓷点褐彩粉盒

宋（960—1279年）
景德镇学院藏

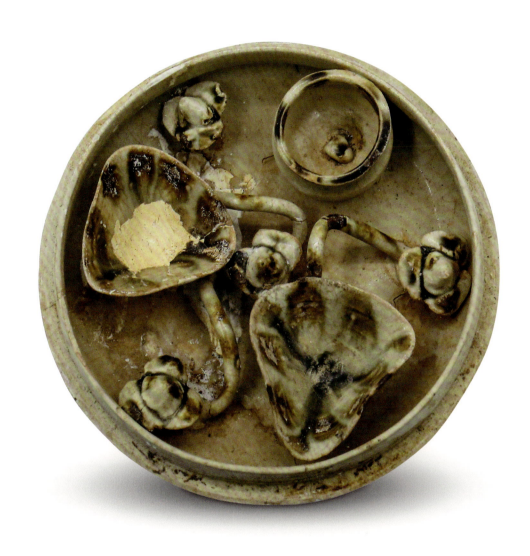

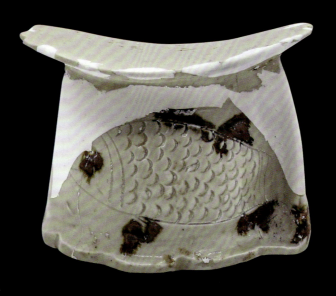

宋景德镇窑青白瓷点褐彩双鱼枕

宋（960—1279年）
景德镇学院藏

宋景德镇窑青白瓷双狮枕

宋（960—1279年）
景德镇学院藏

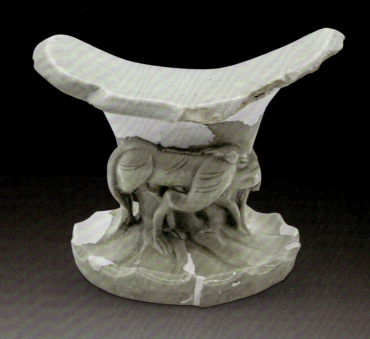

（开宝）四年，置市舶司于广州，后又于杭、明州置司。凡大食、古逻、阇婆、占城、勃泥、麻逸、三佛斋诸蕃并通货易，以金银、缗钱、铅锡、杂色帛、瓷器，市香药、犀象、珊瑚、琥珀、珠琲、镔铁、鼊皮、瑇瑁、玛瑙、车渠、水精、蕃布、乌樠、苏木等物。

——《宋史》卷一百八十六

宋象牙残件

宋（960—1279年）

长32厘米

中国（海南）南海博物馆藏

象牙残件，附有珊瑚类凝结物，断面分层，质地疏松剥落。

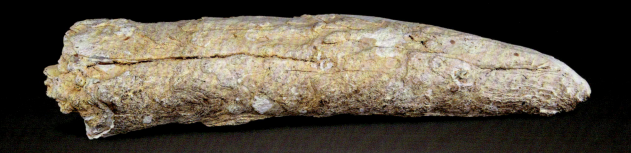

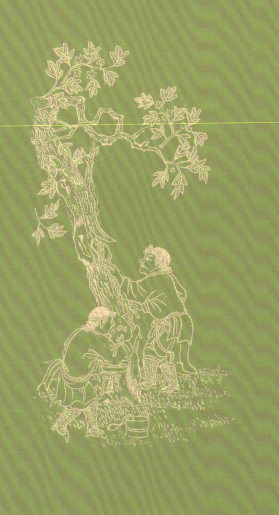

唐宋时期，随着丝绸之路的不断发展与成熟，中外往来密切、贸易频繁，香药输入的种类及数量较前代有大幅增加，关于香药的记录更加详细、认识更加深入。医家在不断探索实践中合理吸纳外来香药与医药文化，将之与中国传统医学相结合，总结出各种香药的性味功效并广泛运用于临床，在内、外、妇、儿等科研发出诸多治病养生的方剂，对中医药学的发展产生了巨大影响。此外，随着香药的普及，各类香药从传统的宗教、美容、医药、养生等领域扩展到饮食领域，极大程度上改变了宋代大众健康、饮食观念，引领了不同社会阶层的生活新风尚。

殊域方药

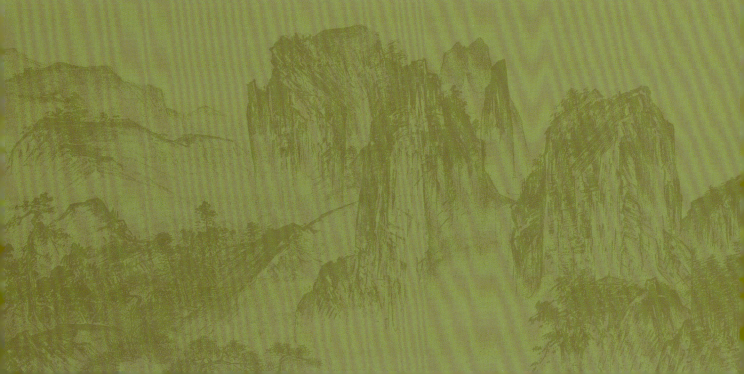

芳草香木

香药是以动植物的芳香部位为原料，通过修制、蒸馏、煮、炒、炙、炮、焙、飞等方法进行加工，制成保留所需功效且实用的材料，或从中提取出精油、浸膏等。香药绝大部分是植物的皮、根、茎、叶、果实及植物凝结的香脂，含有稀有的油精和油脂体的高度挥发性化合物，也有个别的动物分泌物形成的香药（如龙涎香、麝香等）。

香最多品类，出交、广、崖州及海南诸国。
——《陈氏香谱》

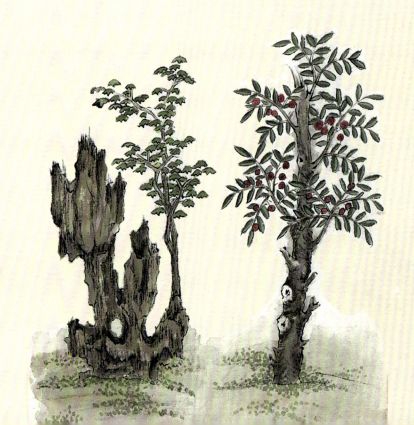

海南岛黎母山

　　琼管之地，黎母山菌之，四部境域，皆枕山麓，香多出此山，甲于天下。然取之有时，售之有主，盖黎人皆力耕治业，不以采香专利。闽越海贾，惟以余杭船即市香。每岁冬季，黎峒俟此船至，方入山寻采，州人徒而贾贩尽归船商，故非时不有也。

　　　　　　　　　　　　——《天香传》

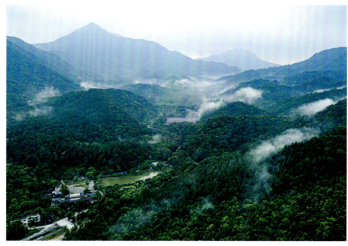

海南岛黎母山

马鲁古群岛

　　马鲁古群岛，又名摩鹿加群岛，是位于印度尼西亚东北部的热带群岛。因盛产丁香和肉豆蔻而闻名于世。由于生长条件的特殊限制，丁香和肉豆蔻很难被移植，18世纪之前仅产于马鲁古群岛，因此又被称为"香料群岛"。

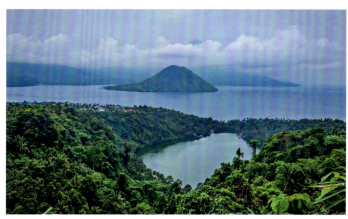

马鲁古群岛

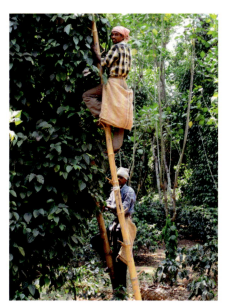

印度马拉巴尔胡椒园

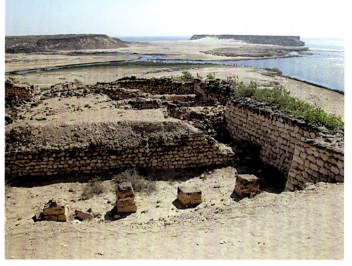

阿曼霍尔罗港遗址
阿曼世界文化遗产"乳香之路"贸易遗址之一

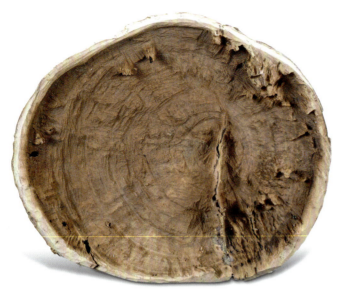

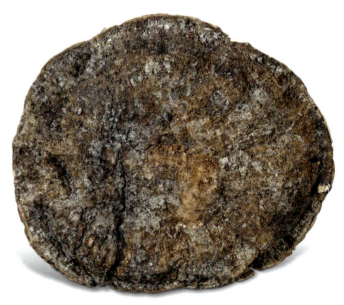

海南霸王岭沉香

长36、宽29.5、厚8厘米，重258克
广州海事博物馆藏

　　沉香，又名蜜香，沉水香，为瑞香科植物白木香 [*Aquilaria sinensis* (Lour.) Gilg] 含树脂的木材。主产于南亚、中南半岛及我国两广、海南岛等地。性温，味辛、苦，入肾、脾、胃经。有行气止痛、温中止呕、纳气平喘之功效。沉香入药最早见于南北朝时期的《本草经集注》，书中将沉香列为上品，谓其"治风水毒肿，去恶气"。此后，历代本草多有收录。

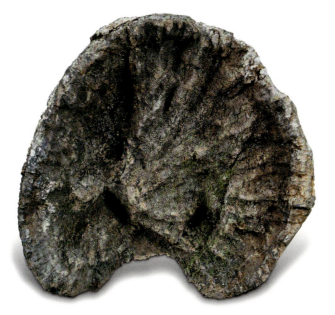

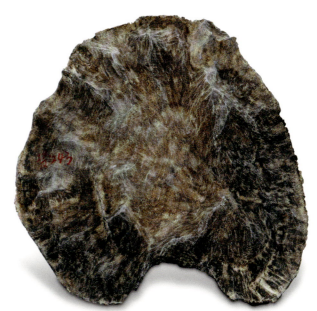

香港沉香

高5、直径13厘米，重29克
广州海事博物馆藏

广东虫漏沉香

高12.6、底径14厘米，重84克
广州海事博物馆藏

　　虫漏沉香，指沉香树受到虫蚁啃噬导致树体受伤而结出的香。虫漏沉香是按照虫眼的形状结香，所以香体造型都比较特殊。

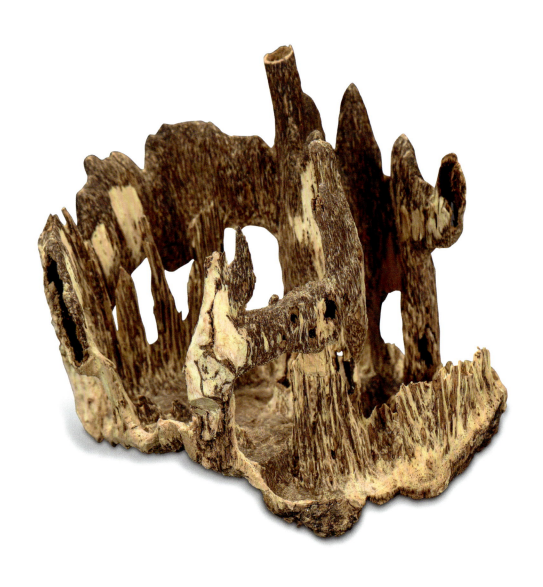

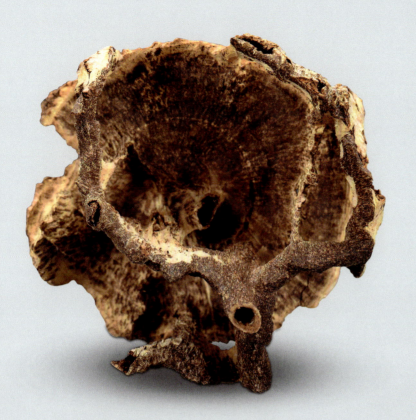

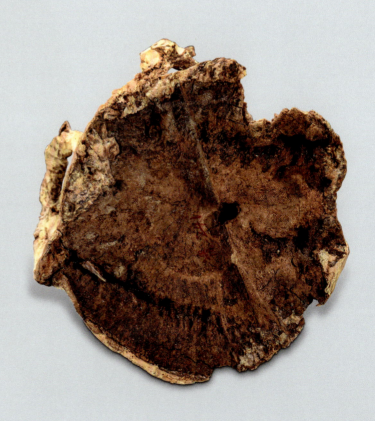

广西沉香

高46.5、宽15.7、底长25.3厘米
重1.175千克
广州海事博物馆藏

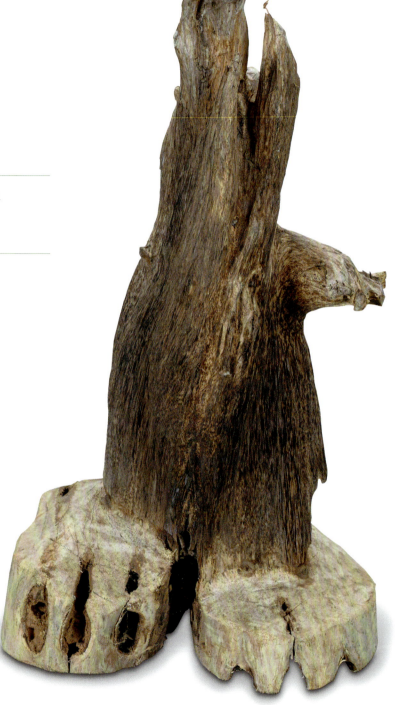

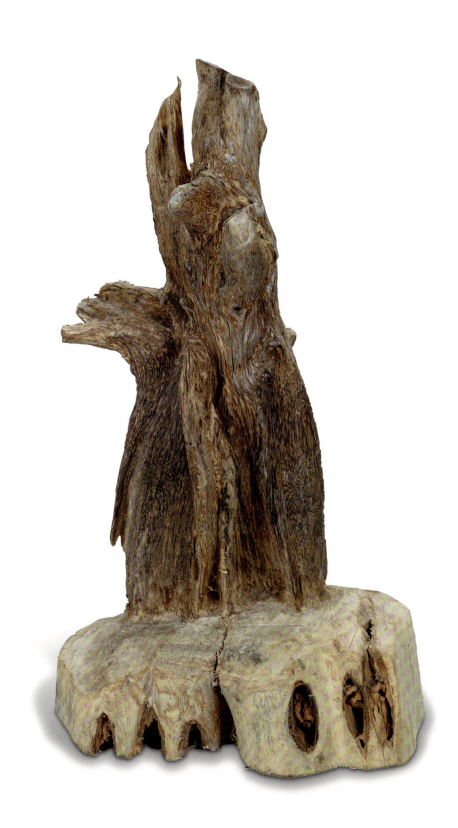

南海降真香

长29、宽6厘米，重114克
广州海事博物馆藏

　　降真香，又名紫藤香、降真、降香，为豆科植物降香檀（*Dalbergia odorifera* T. Chen）的根部心材。主产于广东、海南，全年皆产。以红褐色、结实、烧之有浓郁香气，表面无黄白色外皮者为佳。性温，味辛，归肝、脾经，有理气、止血、行瘀、定痛的功效。凡痈疽溃后，诸疮脓多，阴虚火盛，俱不宜用。

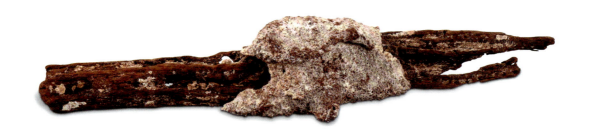

南海降真香

长44、宽5.5厘米，重220克
广州海事博物馆藏

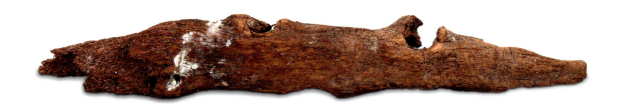

南海降真香

长47.5、宽3.6厘米，重172克
广州海事博物馆藏

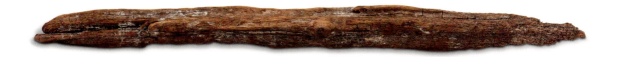

南海降真香

长46.5、宽4厘米，重153克
广州海事博物馆藏

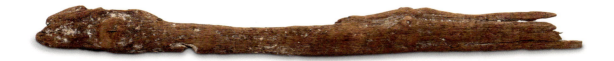

巴林右旗辽代庆州白塔

1988—1992年，文物工作者在对内蒙古自治区巴林右旗辽代庆州白塔进行抢救性维修期间，于塔内发现一批药材，其中有丁香、沉香、檀香、乳香、安息香、槟榔、肉豆蔻等。

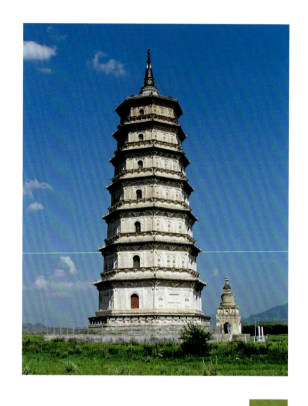

巴林右旗辽代庆州白塔
庞雷 摄；张小明 供图

长干寺真身塔塔基和地宫

2008年，南京市考古研究所发掘了建于北宋大中祥符年间的长干寺真身塔塔基和地宫，出土了种类丰富的各类供养器物，包括金、银、铜、水晶、玻璃、玛瑙、丝绸、香料等各种材质的文物。其中，乳香、檀香、沉香、豆蔻、丁香等众多香料实物，以及香囊、香炉、香匙、瓶、杯等成组的宋代香具，均在以往的考古发掘中罕见。

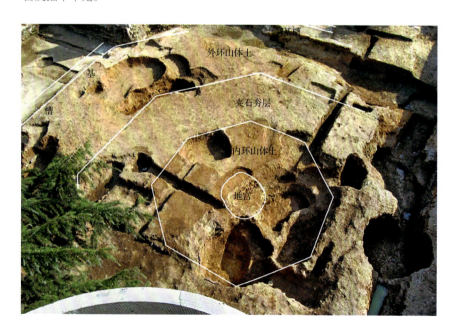

发掘前长干寺塔基全景（西—东）
采自南京市考古研究所《南京大报恩寺遗址塔基与地宫发掘简报》，《文物》2015年第5期，图4

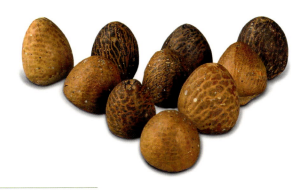

槟榔

辽（907—1125年）
1988—1992年内蒙古自治区巴林右旗
庆州白塔出土
巴林右旗博物馆藏

　　槟榔，别名仁频、宾门、宾门药饯、白槟榔、橄榄子、大腹槟榔、大腹子等，为棕榈科植物槟榔（*Areca catechu* L.）的干燥成熟种子。采收成熟果实，用水煮，干燥，然后除去果皮，取出种子，干燥。性温，味苦、辛，归胃、大肠经。有杀虫、消积、行气、利水、截疟的功效。

　　宋辽澶渊之盟（1005年）后，双方在雄州、霸州、安肃军、广信军、新城等接壤地区设置榷场，开展互市贸易，北宋用香药、犀象、茶叶、缯帛、瓷器、漆器、粳糯等与辽交换银钱、布、羊、马、骆驼等。来自岭南及海外的香药也随之输入塞北草原。

肉豆蔻

辽 （907—1125年）
1988—1992年内蒙古自治区巴林右旗
庆州白塔出土
巴林右旗博物馆藏

　　肉豆蔻，又名迦拘勒、豆蔻、肉果，为肉豆蔻科植物肉豆蔻（*Myristica fragrans* Houtt.）的干燥种仁。主产于南洋群岛。

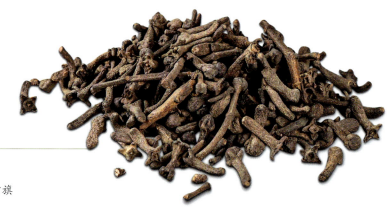

安息香

辽（907—1125年）
1988—1992年内蒙古自治区巴林右旗
庆州白塔出土
巴林右旗博物馆藏

　　安息香，为安息香科植物白花树［*Styrax tonkinensis* (Pierre) Craib ex Hart.］的干燥树脂，主产于东南亚。性温，味辛、苦，归心、脾经。有开窍醒神、行气活血、止痛之功效。阴虚火旺者慎服。

丁香

辽（907—1125年）
1988—1992年内蒙古自治区巴林右旗
庆州白塔出土
巴林右旗博物馆藏

　　"契丹在太祖时，虽听缘边市易，而未有官署。太平兴国二年，始令镇、易、雄、霸、沧州各置榷务，辇香药、犀象及茶与交易。"
　　丁香，又名丁子香、支解香、雄丁香、公丁香，为桃金娘科植物丁香（*Eugenia caryophyllata* Thunb.）的干燥花蕾。主产于南洋群岛。以个大、粗壮、鲜紫棕色、香气强烈、油性多者为佳。性温，味辛，归胃、脾、肺、肾经。有温中降逆、补肾助阳之功效。

檀香

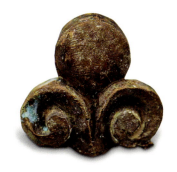

北宋（960—1127年）
高2.2、残宽2.3、厚0.9厘米
2008年江苏省南京市中华门外长干里
宝塔顶宋长干寺地宫出土
南京市博物总馆藏

　　檀香又名旃檀、白檀、黄檀香、真檀、浴香，为檀香科植物檀香（*Santalum album* L.）的干燥心材。主产于印度半岛、南洋群岛等地。性温，味辛，归脾、胃、心、肺经。有行气温中、开胃止痛之功效。以色黄、质坚而致密、油性大、香味浓厚者为佳。檀香不仅用于雕刻佛像，还用于建造寺院楼阁、僧徒所持之锡杖等。此外，檀香还是礼佛所熏烧的主要香料。

　　此檀香被雕刻成云纹形，局部残断。出土于鎏金银香熏中。

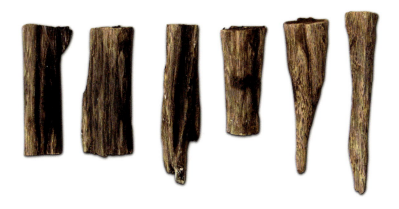

沉香

北宋（960—1127年）
长7—11、直径0.6—3.4厘米
2008年江苏省南京市中华门外长干里
宝塔顶宋长干寺地宫出土
南京市博物总馆藏

　　长干寺地宫总计出土沉香14件，深褐色，呈不规则形。

沉香木

北宋（960—1127年）
高8.6、宽7.6厘米
2008年江苏省南京市中华门外长干里宝塔顶
宋长干寺地宫出土
南京市博物总馆藏

出土于铁函内。

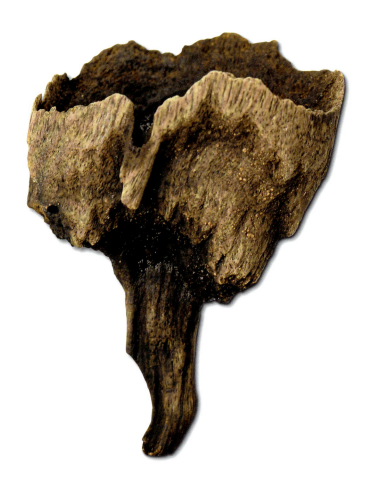

玉碗及其内所盛乳香

北宋（960—1127年）

二级

高4.1、口径12.8厘米

2008年江苏省南京市中华门外长干里宝塔顶宋长干寺地宫出土

南京市博物总馆藏

　　青玉质。直口，折沿，弧腹，平底，假圈足。素面。器内满盛乳香。

　　乳香又名薰陆香、马尾香、乳头香、塌香、西香等。为橄榄科植物乳香树（*Boswellia carterii* Birdw.）及同属植物（*Boswellia bhaw-dajiana* Birdw.）树皮渗出的树脂。春夏均可采。主产于东非红海沿岸、阿拉伯半岛及南亚等地。味辛、苦，性温，归心、肝、脾经。有活血定痛、消肿生肌之功效。上品为拣香，圆大如乳头，透明，俗呼滴乳。

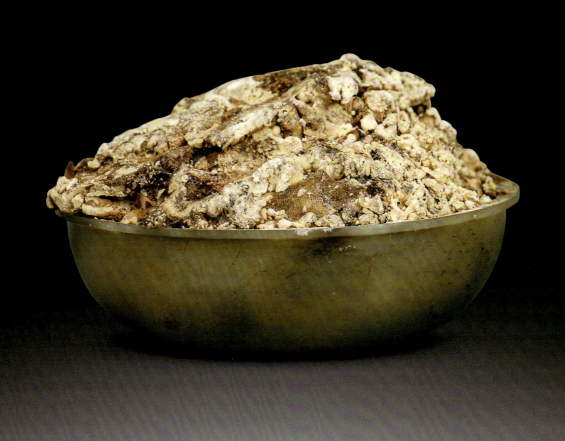

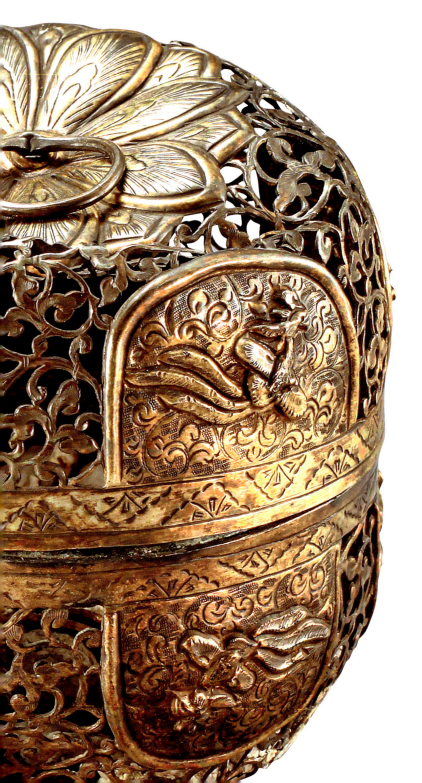

北宋鎏金银香熏

北宋（960—1127年）
一级
通高13、口径12.1厘米
2008年江苏省南京市中华门外长干里宝塔顶
宋长干寺地宫出土
南京市博物总馆藏

　　整体近似球形，上、下两部分造型相同，以子母口相扣合。顶部带有鎏金拉环，便于提放、开启。通体镂空，装饰有卷草、莲花及凤鸟纹。出土时不但装有香料，还存放着金币、丝织品等其他供养物。

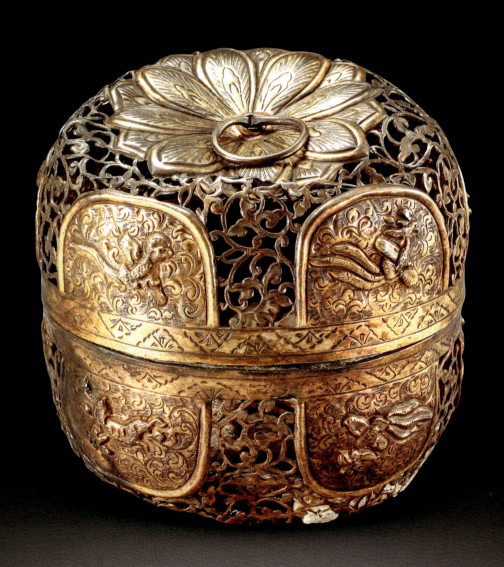

北宋鎏金银香匙

北宋（960—1127年）
一级
长10.9、宽8.1、高2.1厘米
2008年江苏省南京市中华门外长干里宝塔顶
宋长干寺地宫出土
南京市博物总馆藏

　　银质，器表通体鎏金。匙把为管状，匙身附三耳，耳上錾刻牡丹花纹，匙内底錾刻云纹、花草、麒麟及一手托葫芦宝瓶的神人形象。

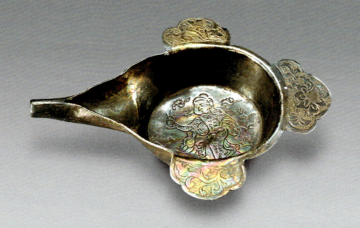

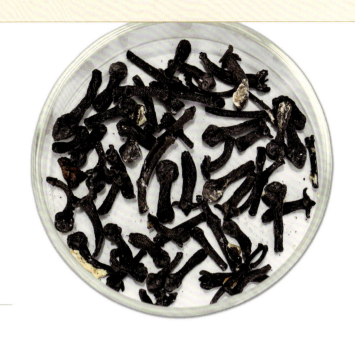

丁香

北宋（960—1127年）

2008年江苏省南京市中华门外长干里
宝塔顶宋长干寺地宫出土

南京市博物总馆藏

约50枚，出土于玻璃瓶内，与银色小颗粒
混装。

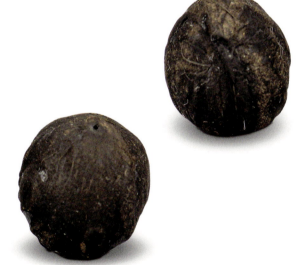

肉豆蔻

北宋（960—1127年）

直径2.5厘米

2008年江苏省南京市中华门外长干里
宝塔顶宋长干寺地宫出土

南京市博物总馆藏

泉州湾南宋沉船出土香料

南宋（1127—1279年）
长14.5—29.5、宽1.7—6.5厘米
1974年福建省泉州湾后渚港南宋沉船出土
福建省泉州海外交通史博物馆藏

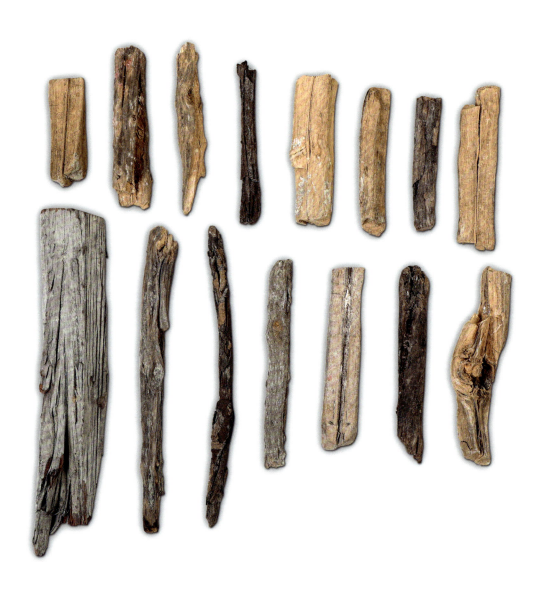

槟榔

南宋（1127—1279年）
1974年福建省泉州湾后渚港南宋沉船出土
福建中医药大学博物馆藏

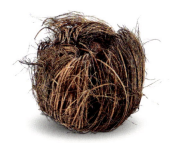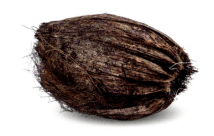

沉香

南宋（1127—1279年）
1974年福建省泉州湾后渚港南宋沉船出土
福建中医药大学博物馆藏

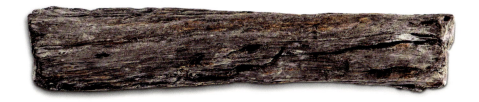

乳香

南宋（1127—1279年）
1974年福建省泉州湾后渚港南宋沉船出土
福建中医药大学博物馆藏

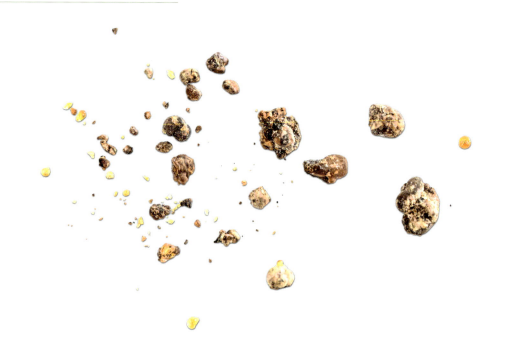

檀香

南宋（1127—1279年）
1974年福建省泉州湾后渚港南宋沉船出土
福建中医药大学博物馆藏

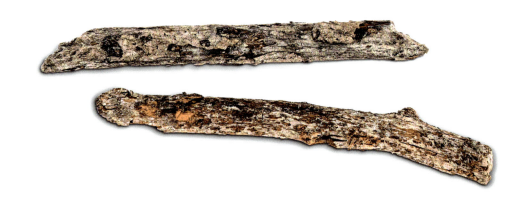

龙涎香

南宋（1127—1279年）
1974年福建省泉州湾后渚港南宋沉船出土
福建中医药大学博物馆藏

龙涎香，为抹香鲸科动物抹香鲸（*Physeter catodon* L.）的肠内分泌物的干燥品，主产于热带、亚热带的温暖海洋中。以黑褐色、体松质韧、焚烧有幽香者为佳。味甘、酸，气腥，有行气活血、散结止痛、利水通淋之功效。常被用于合香。

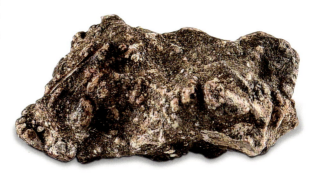

降真香

南宋（1127—1279年）
1974年福建省泉州湾后渚港南宋沉船出土
福建中医药大学博物馆藏

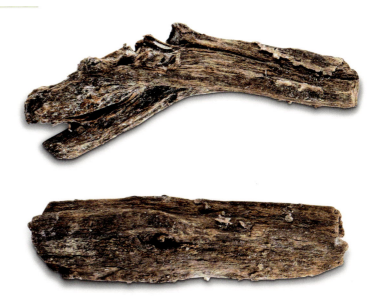

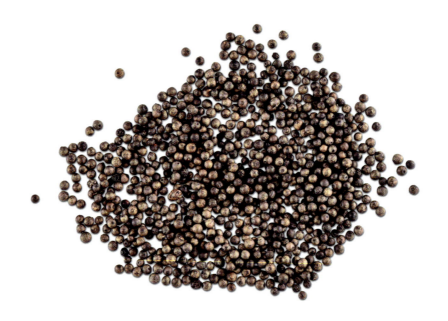

胡椒

南宋（1127—1279年）
1974年福建省泉州湾后渚港南宋沉船出土
福建中医药大学博物馆藏

　　胡椒又称昧履支、浮椒、玉椒，为胡椒科植物胡椒（*Piper nigrum* L.）的果实。主产于南洋群岛、中南半岛、印度半岛等地。当果穗基部的果实开始变红时，剪下果穗，晒干或烘干后，即呈黑褐色，取下果实，称"黑胡椒"。如全部果实均已变红时采收，用水浸渍数天，擦去外果皮，晒干，则表面呈灰白色，称"白胡椒"。性热，味辛，归胃、大肠经。有温中散寒、下气、消痰之功效。内服可用作祛风、健胃剂，外用可作刺激剂、发赤剂。

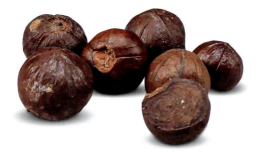

槟榔

现代
海南省万宁市采集
中国医学科学院药用植物研究所海南分所藏

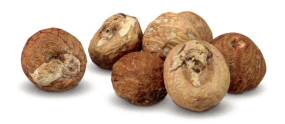

大果安息香种子

现代
海南省儋州市采集
中国医学科学院药用植物研究所海南分所藏

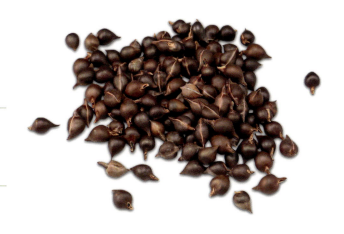

沉香种子

现代
云南省文山壮族苗族自治州采集
中国医学科学院药用植物研究所海南分所藏

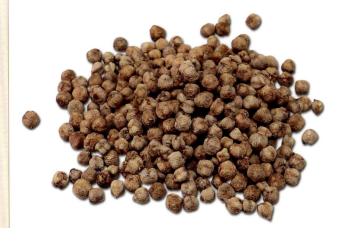

降真香种子

现代
海南省海口市采集
中国医学科学院药用植物研究所海南分所藏

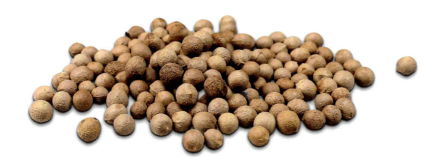

檀香种子

现代

海南省万宁市采集

中国医学科学院药用植物研究所海南分所藏

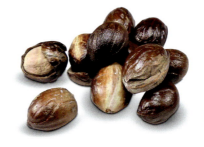

肉豆蔻

现代

海南省万宁市采集

中国医学科学院药用植物研究所海南分所藏

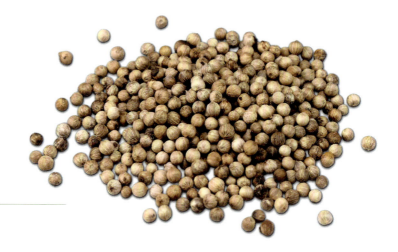

胡椒

现代

海南省万宁市采集

中国医学科学院药用植物研究所海南分所藏

降香种子

现代
海南省海口市采集
中国医学科学院药用植物研究所海南分所藏

　　降香为我国传统中药材，本名降真香，历代本草对其记载较为混杂，明代以前多以降真香为正名，《本草纲目》将降香作为降真香的简称，后逐渐以降香作为药材正名，现代医药文献及各级药品标准中降真香之名已极少出现。虽然《中华人民共和国药典》将降香定为豆科黄檀属植物降香檀（*Dalbergia odorifera* T. Chen）的树干和根的干燥心材，但其基原仍存在较大争议。近代以来，药用降香基原多为黄檀属木本植物，香用降（真）香基原多为黄檀属藤本植物。

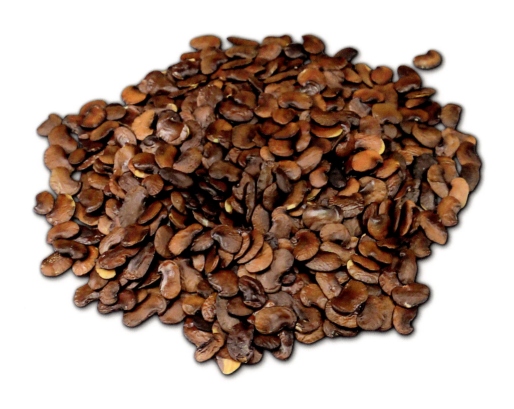

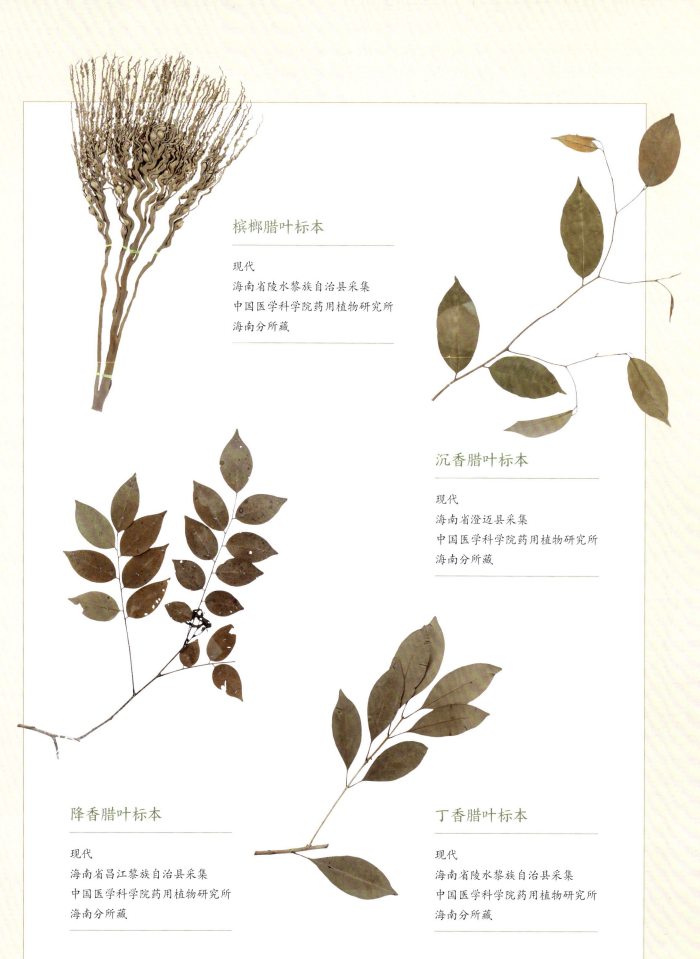

槟榔腊叶标本

现代
海南省陵水黎族自治县采集
中国医学科学院药用植物研究所
海南分所藏

沉香腊叶标本

现代
海南省澄迈县采集
中国医学科学院药用植物研究所
海南分所藏

降香腊叶标本

现代
海南省昌江黎族自治县采集
中国医学科学院药用植物研究所
海南分所藏

丁香腊叶标本

现代
海南省陵水黎族自治县采集
中国医学科学院药用植物研究所
海南分所藏

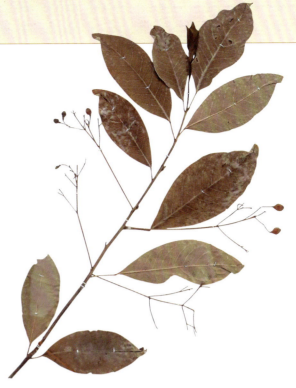

降真香腊叶标本

现代
海南省澄迈县采集
中国医学科学院药用植物研究所
海南分所藏

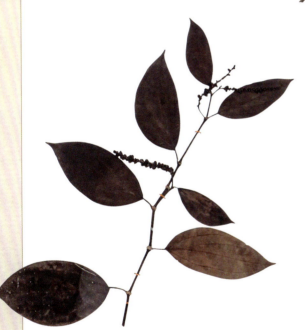

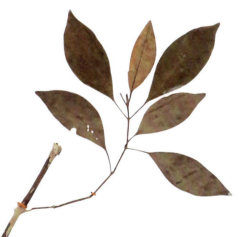

胡椒腊叶标本

现代
海南省文昌市采集
中国医学科学院药用植物研究所
海南分所藏

檀香腊叶标本

现代
海南省屯昌县采集
中国医学科学院药用植物研究所
海南分所藏

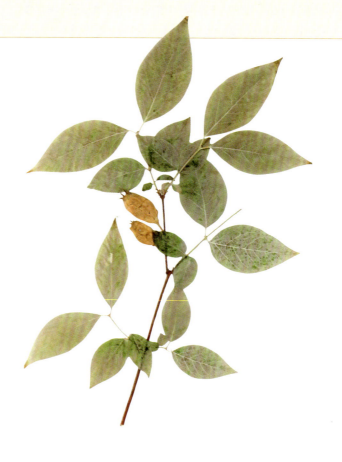

栀子腊叶标本

现代
河南省采集
福建中医药大学博物馆藏

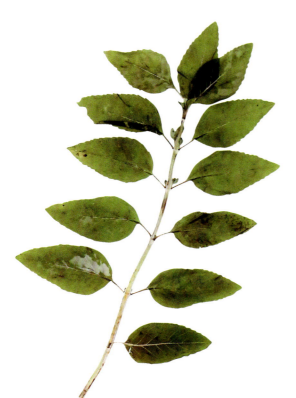

薄荷腊叶标本

现代
河南省采集
福建中医药大学博物馆藏

肉桂浸制标本

现代
云南省采集
福建中医药大学博物馆藏

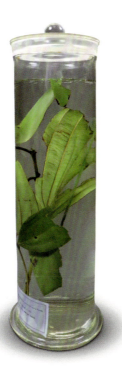

丁香浸制标本

现代
广东省采集
福建中医药大学博物馆藏

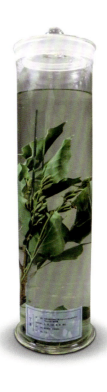

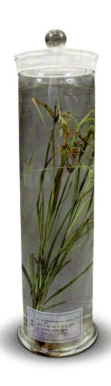

香附

现代
山东省采集
福建中医药大学博物馆藏

　　香附又名雀头香、莎草根、香附子、雷公头、香附米等，为莎草科植物莎草（*Cyperus rotundus* L.）的根茎。以个大、色棕褐、质坚实、香气浓者为佳。味辛、微苦、微甘，性平，归肝、脾、三焦经。有疏肝解郁、理气宽中、调经止痛之功效。

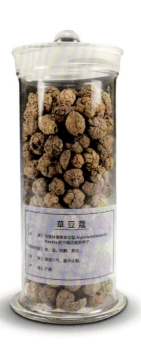

草豆蔻

现代
广西壮族自治区采集
福建中医药大学博物馆藏

　　草豆蔻别名草蔻仁、偶子、草蔻，为姜科植物草豆蔻（*Alpinia katsumadai* Hayata）的干燥近成熟种子。夏秋采收，晒至九成干，或用水略烫，晒至半干，除去果皮，取出种子团，晒干。性温，味辛，归脾、胃经。有燥湿行气、温中止呕的功效。

丁香

现代
广西壮族自治区采集
福建中医药大学博物馆藏

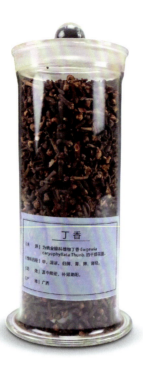

小茴香

现代
云南省采集
福建中医药大学博物馆藏

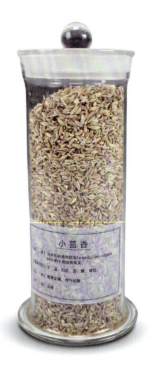

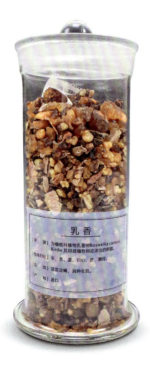

乳香

现代
国外采集
福建中医药大学博物馆藏

白胡椒

现代
云南省采集
福建中医药大学博物馆藏

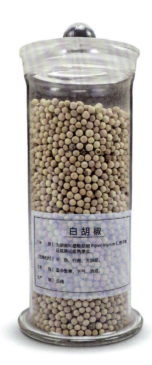

草豆蔻仁

现代

广东省采集

福建中医药大学博物馆藏

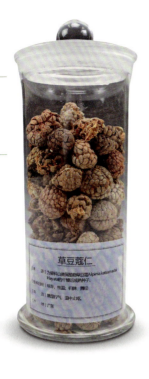

肉桂

现代

云南省采集

福建中医药大学博物馆藏

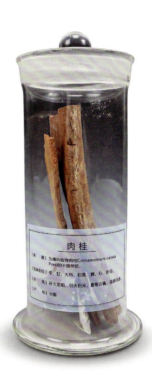

　　肉桂又名牡桂、紫桂、大桂、辣桂、桂皮、玉桂等，为樟科植物肉桂（*Cinnamomum cassia* Presl）的干燥树皮。以皮细肉厚、断面紫红色、油性大、香气浓、味甜微辛、嚼之无渣者为佳。性大热，味辛、甘，归肾、脾、心、肝经。有补火助阳、引火归元、散寒止痛、温通经脉之功效。

大茴香

现代

河南省采集

福建中医药大学博物馆藏

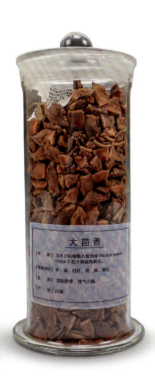

　　大茴香别名八角茴香、八角、八月珠，为木兰科植物八角茴香（*Illicium verum* Hook.f.）的干燥成熟果实。秋冬二季果实由绿变黄时采摘，置沸水中略烫后干燥或直接干燥。性温，味辛，归肝、肾、脾、胃经。有温阳散寒、理气止痛之功效。

苏合香

现代

广西壮族自治区采集

福建中医药大学博物馆藏

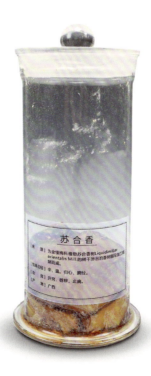

　　苏合香又名帝膏、苏合油、苏合香油，为金缕梅科植物苏合香树（*Liquidambar orientalis* Mill.）所分泌的树脂，经加工制成的油状液体，以黄白色、半透明、有香味者为佳。主产于小亚细亚西南部，性温，味辛，归心、脾经，具有开窍、辟秽、止痛之功效。

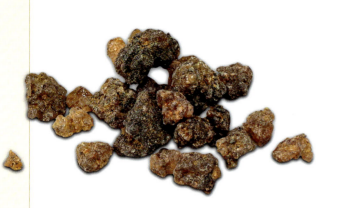

没药（现代）

　　没药，一作末药，为橄榄科植物地丁树（*Commiphora myrrha* Engl.）或哈地丁树（*Commiphora molmol* Engl.）的干燥树脂。主产于今阿拉伯半岛及东非沿岸。味辛、苦，性平，归心、肝、脾经。有散瘀定痛、消肿生肌之功效。以块大、棕红色香气浓而杂质少者为佳。

广藿香（现代）

　　广藿香别名土藿香，为唇形科植物广藿香［*Pogostemon cablin* (Blanco) Benth.］的干燥地上部分。枝叶茂盛时采割，日晒夜闷，反复至干。性微温，味辛，归脾、胃、肺经。具有芳香化浊、和中止呕、发表解暑的功效。

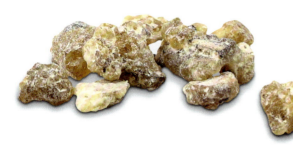

科普特乳香（现代）

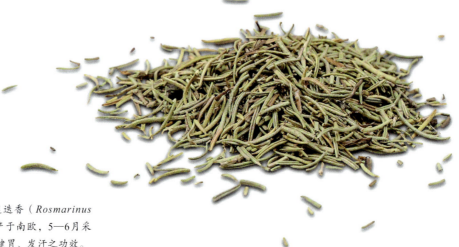

迷迭香（现代）

　　迷迭香为唇形科植物迷迭香（*Rosmarinus officinalis* L.）的全草。原产于南欧，5—6月采收，晒干。性温，味辛。有健胃、发汗之功效。

母丁香（现代）

　　母丁香又名鸡舌香、亭炅独生、雌丁香，为桃金娘科植物丁香（*Eugenia caryophyllata* Thunb.）的果实。果实将成熟时采收，晒干。性温，味辛。有温中降逆、补肾助阳之功效。

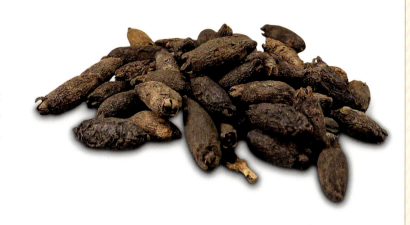

小豆蔻（现代）

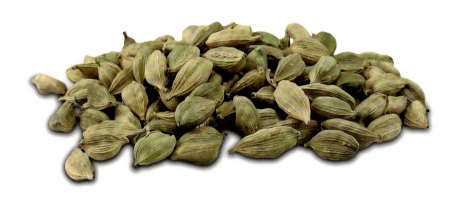

印度没药（现代）

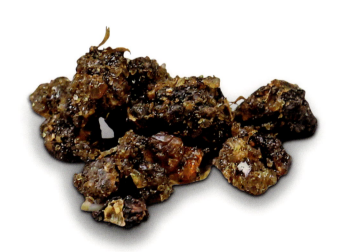

香药和合

香药在唐代医学中有着广泛的应用，有熏烧、内服、口含、佩戴、涂敷、熏蒸、洗浴等各种用法，《千金要方》《千金翼方》《广济方》《外台秘要》等医书都有丰富的记载。至宋代，随着经验的不断积累，香药的运用，已从民间的个人经验总结，逐步走向官方行业规范的层面。宋代的《太平惠民和剂局方》《圣济总录》等收录了大量以香药作丸、散、汤剂的方剂，用法也更加考究，并趋于成熟。

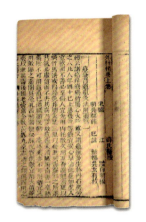

《外科精要》

乳香在宋以前，于外科上使用不多，经过临床实践，医者认识到乳香具有活血、止痛、生肌的功效。宋代医家陈自明在《外科精要》一书中，收医方63个，使用乳香者便有14个。

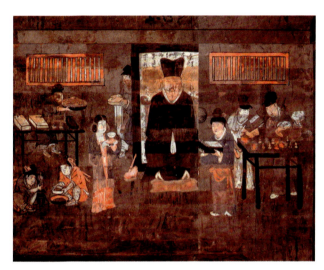

陕西省韩城市宋代壁画墓中的医药图

香药炮制

香药的炮制，即根据香药的品种、产地等特点，施以相应的特殊处理，才能使其功效充分发挥，并消除可能存在的毒副作用，还可根据配伍的要求，使用特定的方法使香材的药性发生改变。主要炮制方法有修、蒸、煮、炙、炮、焙等。

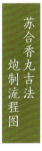

苏合香丸古法炮制流程图

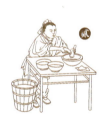

朱砂水飞成极细粉

将麝香、冰片、水牛角浓缩粉研细

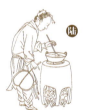

再将苏合香炖化

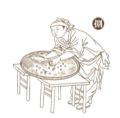

制丸，低温干燥

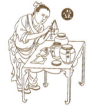

备药：苏合香、安息香、冰片、犀角（今用水牛角浓缩粉代替）、麝香、檀香

余安息香等十味粉碎成细粉

将制得的所有粉末配研，过筛，混匀

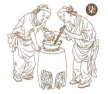

加入备好的药粉和适量炼蜜

　　苏合香油（入安息膏内），薰陆香（别研），龙脑（研各一两），青木香，白术，白檀香，丁香，朱砂（研水飞），沉香，香附子（炒去毛），乌犀（镑屑），荜拨，安息香（别为末，用无灰酒一升熬膏），麝香（研），诃黎勒（煨，去皮，各二两），右为细末，入研药匀，用安息香膏并炼白蜜和剂，每服旋丸如梧桐子大。早朝取井华水，温冷任意，化服四丸。老人、小儿可服一丸。

——《太平惠民和剂局方》

清刻本《太平惠民和剂局方》

清道光十年（1830年）
长18.8、宽11.6厘米
中国（海南）南海博物馆藏

　　《太平惠民和剂局方》全书共10卷，包含诸风、伤寒、诸气、痰饮、诸虚、痼冷、积热、泻痢、眼目疾、咽喉口齿、杂病、疮肿伤折、妇人诸疾、小儿诸疾14个门类。宋代陈承、裴宗元、陈师文撰。是我国第一部由国家颁布的成药专书，经北宋太医局确认疗效并以官方医疗机构的标准处方集的形式颁布，具有药物炮制与剂型修制叙述详备、成药剂型经济方便、使用简便、疗效确切等优点。但其对香药的滥用，引发了后世医家的一系列争议。

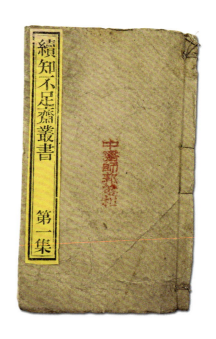

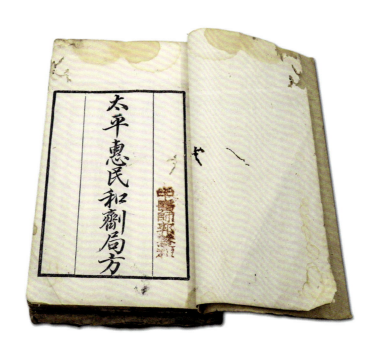

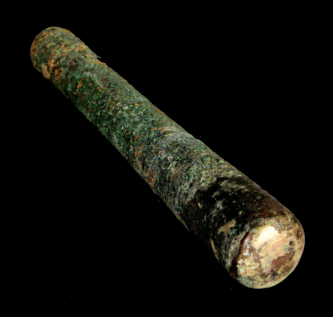

唐铜杵

唐（618—907年）
长19厘米
福建中医药大学博物馆藏

捣药器具。杵和臼相伴为杵臼。

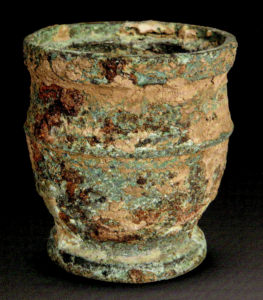

唐铜臼

唐（618—907年）
高8、口径7.5厘米
福建中医药大学博物馆藏

为药物加工工具。药臼主要用于将
果实、贝壳、矿物类质地坚硬的中药捣
碎使用。

唐印花白瓷盒

唐（618—907年）

通高4.9、口径10.1、足径7.3厘米

湖南博物院藏

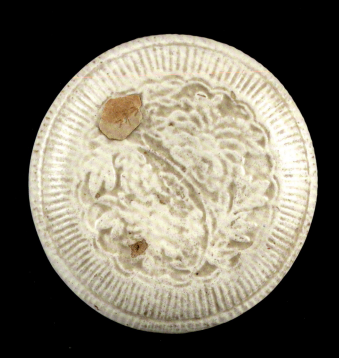

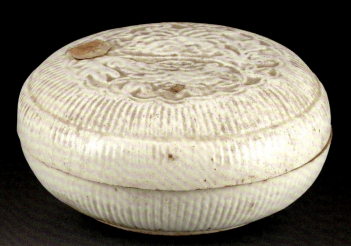

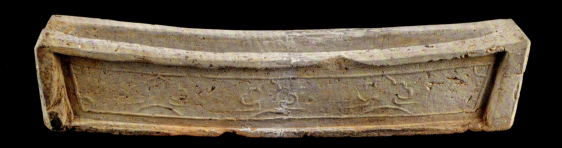

唐云纹陶碾槽

唐（618—907年）

长31.2、口沿宽5.8、高6厘米

20世纪70年代湖南省长沙火车站采集

湖南博物院藏

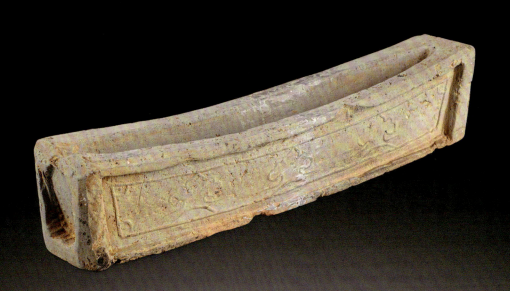

唐陶碾轮

唐（618—907年）

直径12.4、厚1.8厘米

1983年湖南省望城县书堂乡古城村蓝岸嘴窑址出土

湖南博物院藏

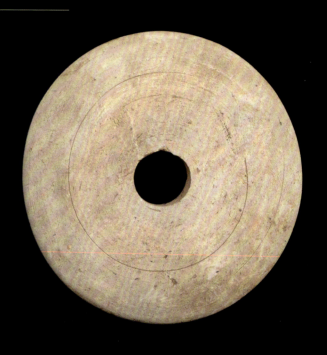

唐长沙窑褐釉瓷碾轮

唐（618—907年）

三级

直径11.5、厚1.8厘米

湖南省长沙市望城区铜官窑窑址采集

长沙市博物馆藏

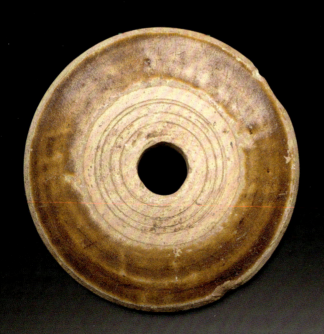

唐长沙窑青釉圆圈锯齿纹瓷碾槽

唐（618—907年）

三级

长8.6、宽6.5、残高6.8厘米

湖南省长沙市望城区铜官窑窑址出土

长沙市博物馆藏

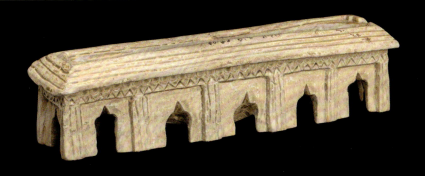

唐长沙窑青釉鱼形瓷碾具

唐（618—907年）

长18.5、宽8、高3.3厘米

湖南省长沙市望城区铜官街道长坡垄出土

长沙市博物馆藏

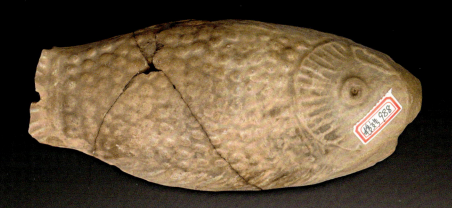

宋景德镇窑碾槽、碾轮

宋（960—1279年）
景德镇学院藏

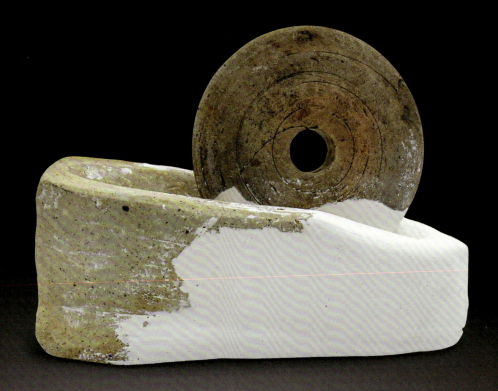

宋景德镇窑青白瓷鼓钉碾钵

宋（960—1279年）
高4.7、口径8.5厘米
景德镇学院藏

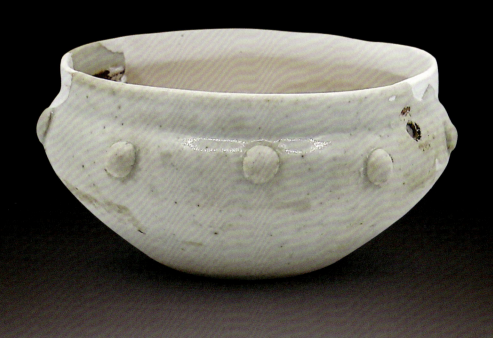

宋景德镇窑青白瓷碾钵

宋（960—1279年）

景德镇学院藏

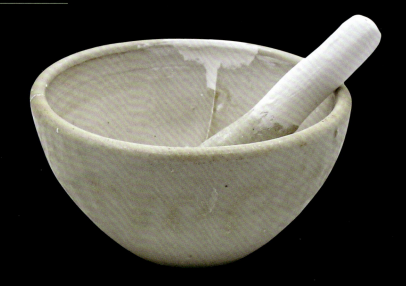

宋景德镇窑青白瓷碾钵

宋（960—1279年）

景德镇学院藏

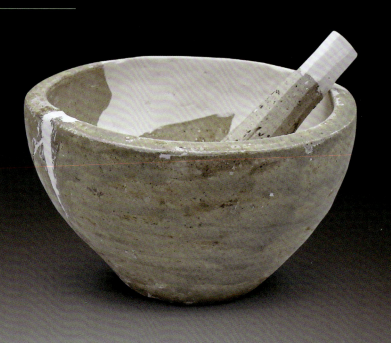

宋景德镇窑青白瓷碾钵

宋（960—1279年）

景德镇学院藏

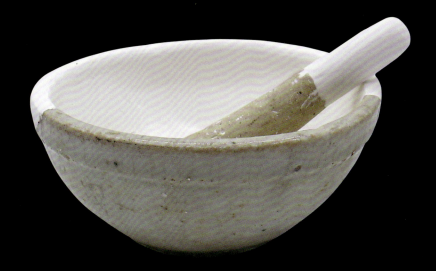

宋景德镇窑青白瓷碾钵

宋（960—1279年）

景德镇学院藏

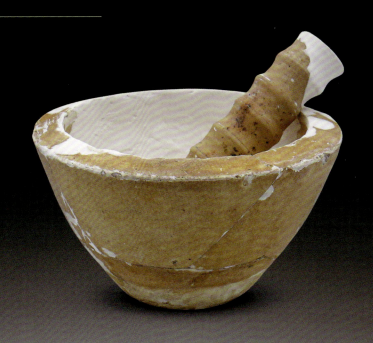

唐长柄壶

唐（618—907年）
高10.7、口径4.7、底径10.5厘米
扬州博物馆藏

　　口沿微撇，直颈，斜肩，鼓腹，平底。肩部置一长柄把手，八棱形长流。满施青黄色釉，腹部施绿褐点彩。

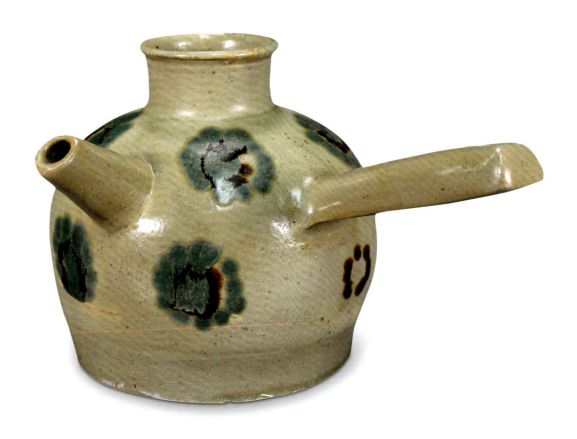

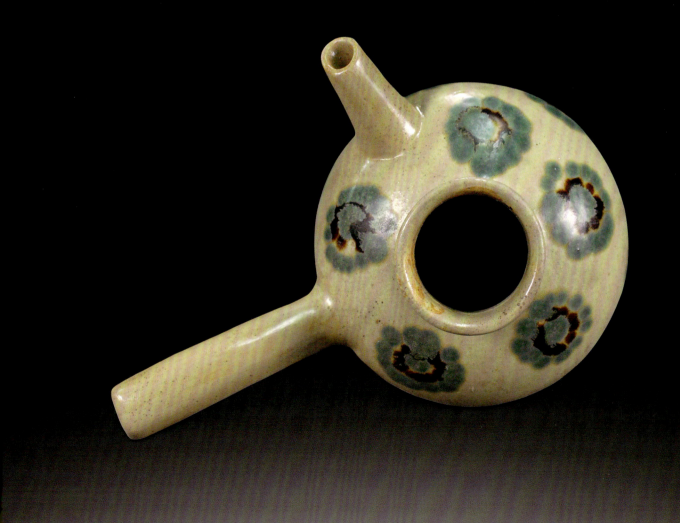

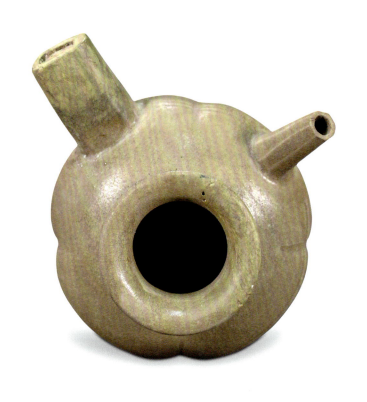

唐长柄壶

唐（618—907年）
高8.1、口径5.4、底径9.8厘米
扬州博物馆藏

　　侈口，直颈，斜肩，鼓腹，平底。
肩部置一长柄把手，八棱形长流。满施
青黄色釉。

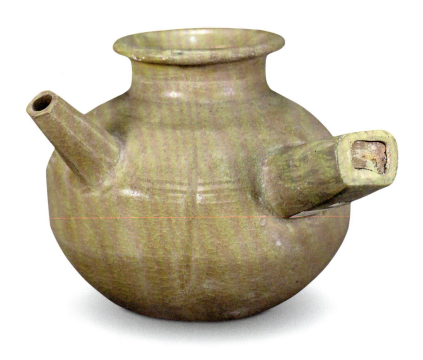

唐景德镇窑青白瓷直柄汤瓶

宋（960—1279年）

景德镇学院藏

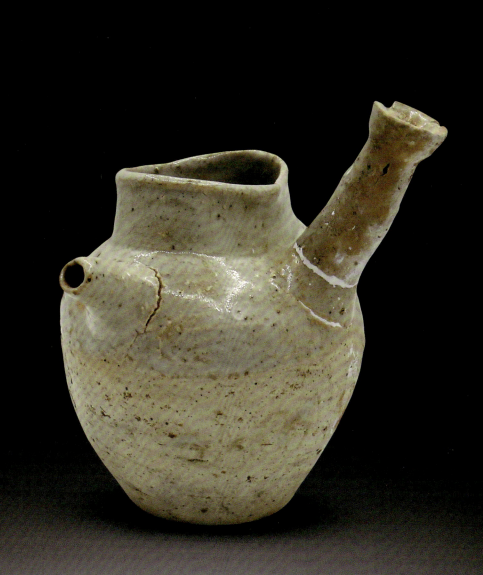

唐长沙窑青釉褐绿点彩双系瓷罐

唐（618—907年）

三级

高15.2、口径14、底径15.4厘米

长沙市博物馆藏

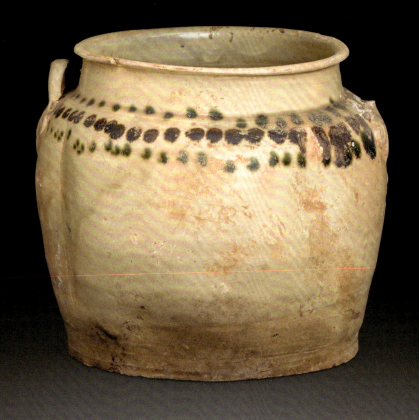

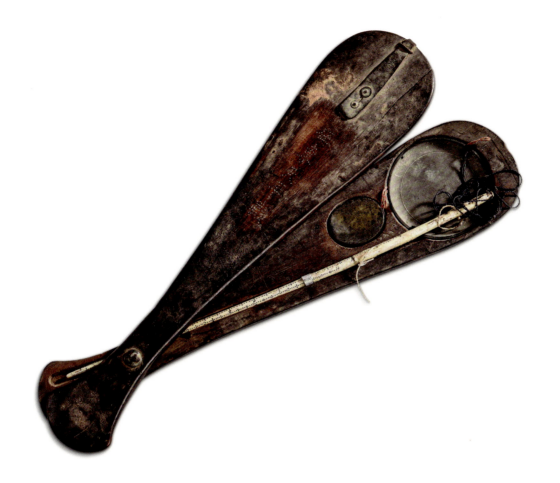

清药戥

清（1644—1911年）
长31.5厘米
福建中医药大学博物馆藏

　　戥称，是一种精密的小型杆秤，据传由北宋淳化年间内藏库崇仪使刘承珪发明。旧时多用于珠宝、金银、药品和香药的精密称量。

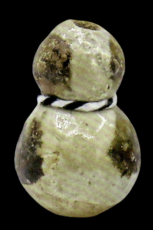

宋景德镇窑青白瓷点褐彩药香葫芦瓶

宋（960—1279年）

景德镇学院藏

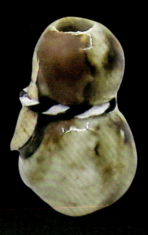

唐长颈方形玻璃瓶

唐（618—907年）

三级

高8.9、口径3.7厘米

西安博物院藏

多用于装蔷薇水之类的香水。

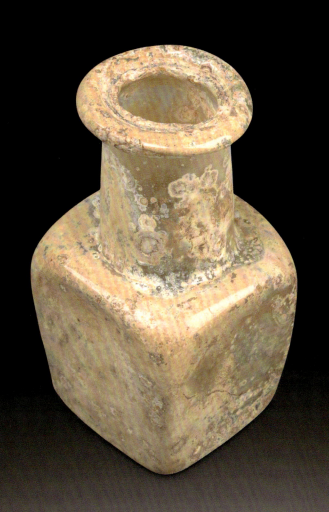

北宋浅绿色玻璃瓶

北宋（960—1127年）

三级

高7.2、口径3.1、腹径5.8厘米

1969年河北省定县静志寺塔基地宫出土

定州市博物馆藏

　　浅绿色，体透明，有小气泡，方唇，口沿稍向外撇，长颈，圆肩，鼓腹，平底。

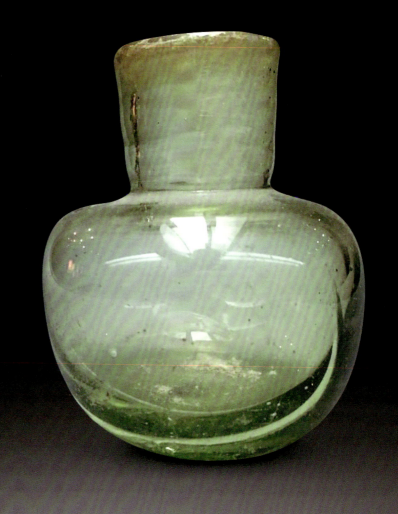

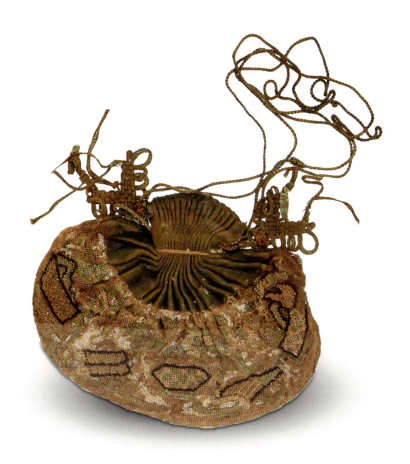

唐香囊

唐（618—907年）
腹径8厘米
福建中医药大学博物馆藏

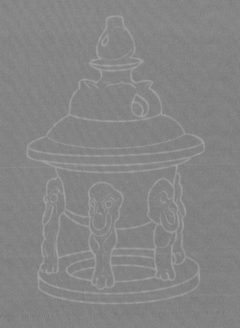

『香之为用，从上古矣。』中国香文化历史悠久，在中华文明的发展史中起到了重要的作用。唐宋时期是香文化发展的重要阶段，随着社会经济的发展和海外贸易的畅通，香文化也从佛堂道观、皇家内院、文人士大夫阶层普及至市井细民的生活之中。至宋代，涌现出大量尚香文学作品，出现了一批关于香的专著，香品种类、香具形制尤为丰富。燕居焚香成为文人士大夫崇尚的生活方式，被赋予了更多的精神内涵和文化底蕴，香文化得以成熟和完善，在香药及香具发展史上具有承上启下的作用。同时，社会对香药的崇尚和需求，促进了香药市场贸易的活跃，推动了海上丝绸之路的发展和繁荣。

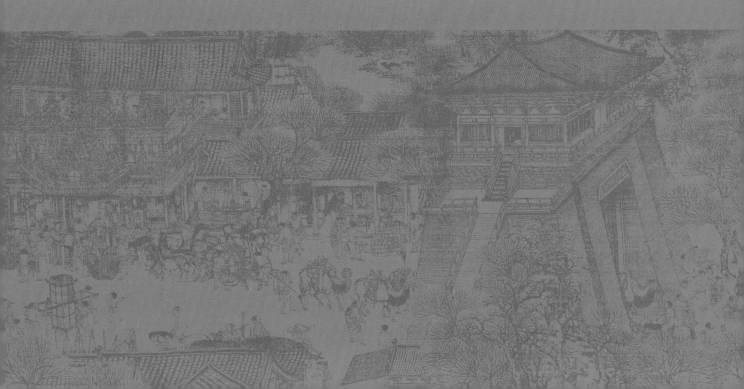

第三单元

舶香如故

香为佛使

香供养是佛教供养的一种重要形式。唐宋时期用于供养的香品形式十分多样，除了用于熏燃的烧香，香料制作的香水、涂在身上的涂香、研成粉末的末香等都是常用的供物。另外，还有诸多不同类型香器专为供养佛事所用。在目前已进行考古发掘的唐宋时期佛塔地宫中，出土了不少香料、香器，为研究我国古代香料的发展史提供了重要的实物资料。

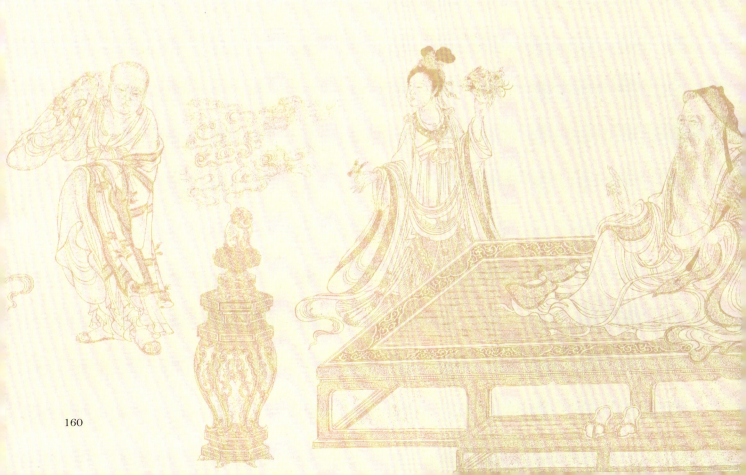

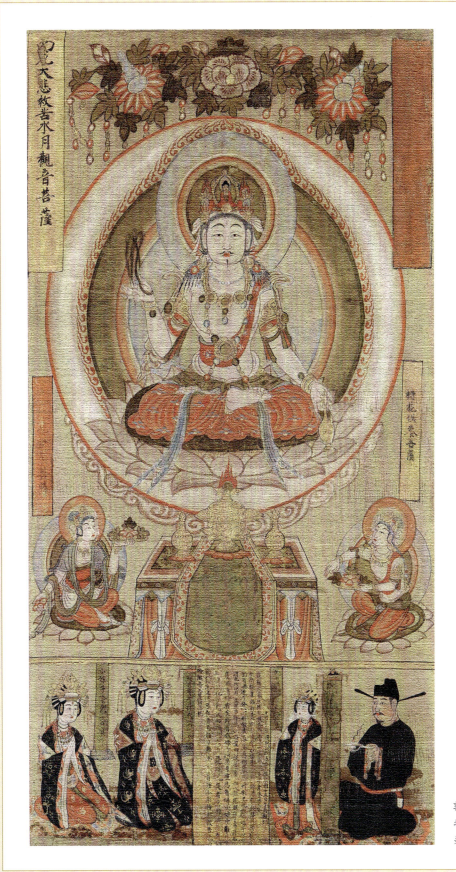

敦煌绢画
北宋乾德六年（968年）
美国史密森尼博物馆藏

唐青釉香炉

唐（618—907年）
高14.3、口径7.2厘米
湖南博物院藏

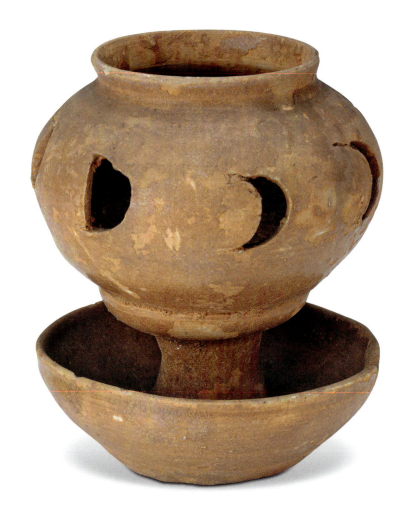

唐长沙窑青釉褐彩香炉

唐（618—907年）
通高14.4、炉口径13、盖径13.9厘米
湖南博物院藏

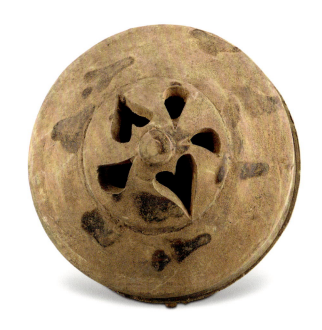

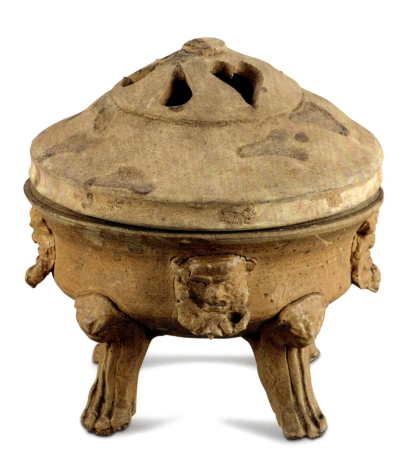

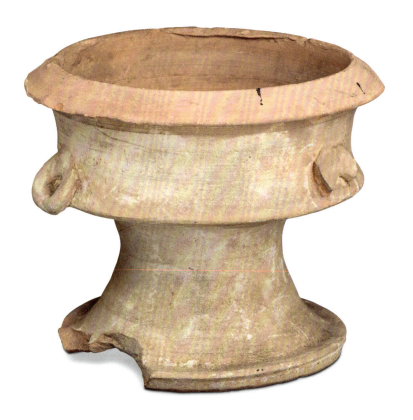

唐长沙窑青釉三系圈足瓷炉

唐（618—907年）
高11.4厘米
湖南省长沙市望城区铜官窑窑址采集
长沙市博物馆藏

唐五足香炉

唐（618—907年）
高7.5、口径10.4厘米
1955年湖南省长沙市丝茅冲M39出土
湖南博物院藏

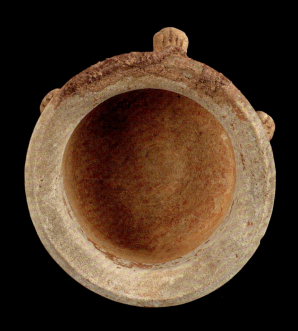

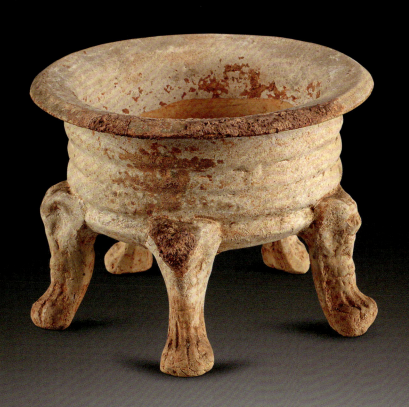

唐陶香宝子

唐（618—907年）
通高9、口径5.5、足径4.2厘米
1952年湖南省长沙市斗笠坡M751出土
湖南博物院藏

　　香宝子，又名香宝、宝子，高足、深腹、盖上有塔形或宝珠形组，是一种盛放香料的器具，或单件与柄炉配置，或一对置香炉两侧，是唐代流行的佛事香具。

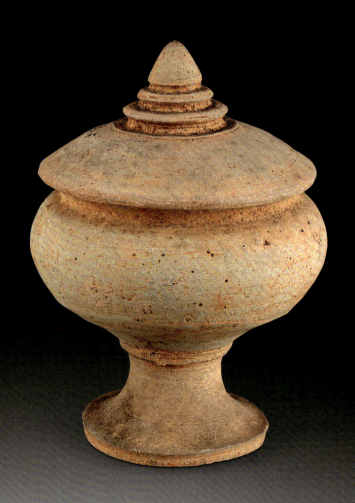

唐铜香宝子

唐（618—907年）
通高14.5、口径8厘米
湖南博物院藏

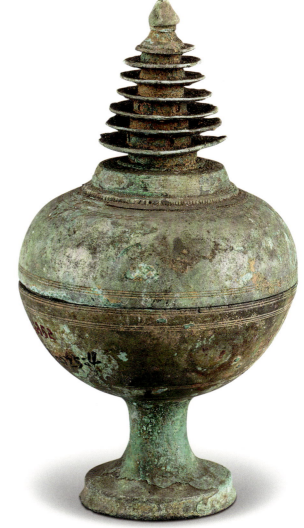

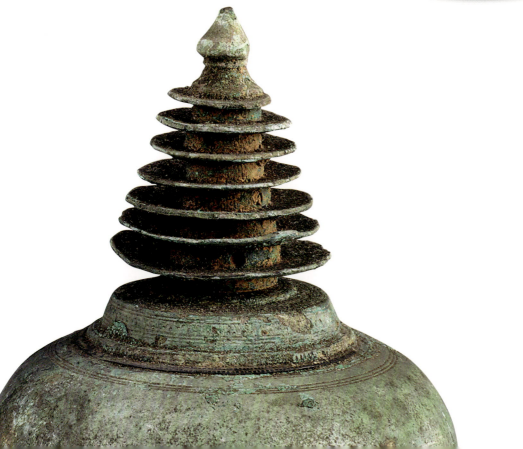

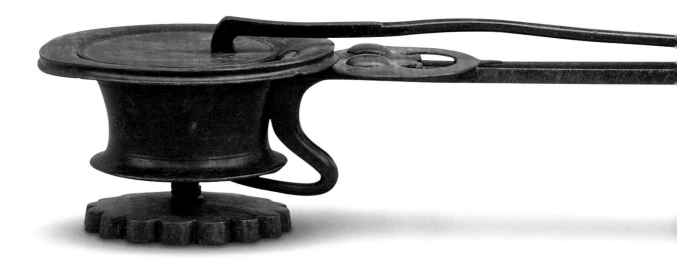

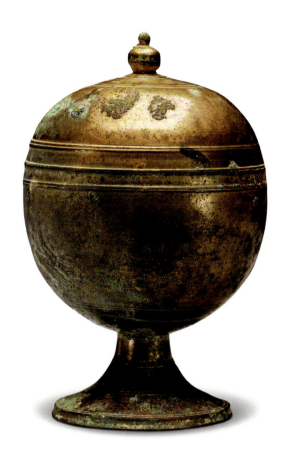

唐铜宝子

唐（618—907年）
高9、口径6、足径4.6厘米
定州市博物馆藏

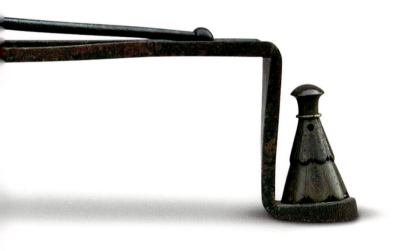

唐铜手炉

唐（618—907年）
三级
长39.8、高6.6、口径11.58、底径7.52厘米
西安博物院藏

　　手炉是中国古代佛教的行香法器之一，始见于南北朝。这种香炉采用杯形香斗，手柄前端铆入香斗，尾端下折，通称长柄香炉，或简称柄香炉。在中国古籍中，长柄香炉又有鹊尾炉、手炉、行炉等不同称谓。

唐鹊尾炉

唐（618—907年）
柄长29、盖径6.5厘米
1958年湖南省长沙市赤岗冲出土
湖南博物院藏

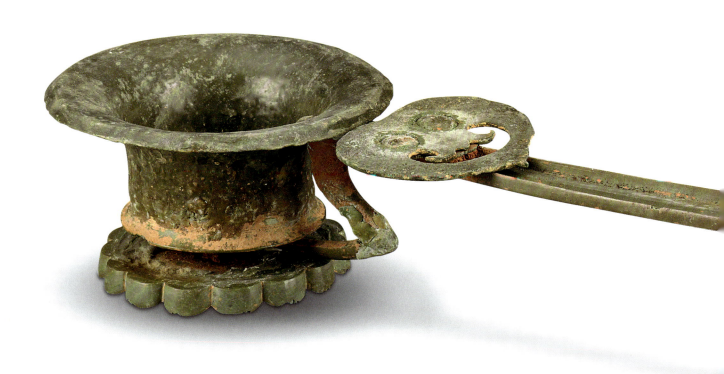

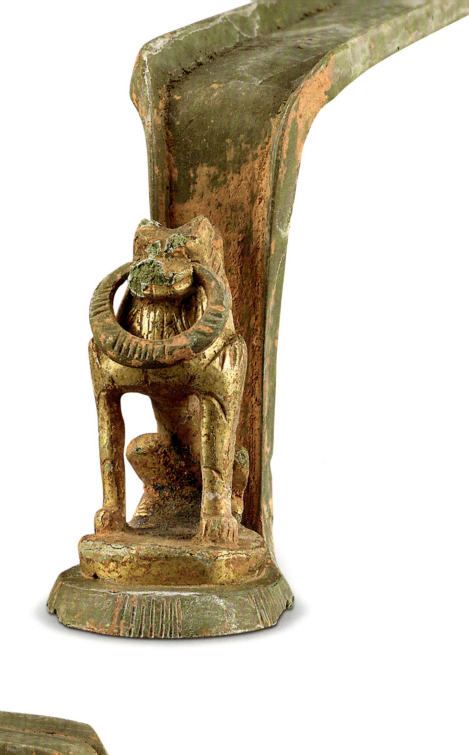

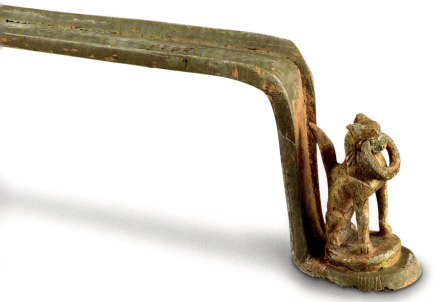

北宋鹊尾铜柄炉

北宋（960—1127年）
长37.5、高7.3厘米
1969年河北省定县静志寺塔基地宫出土
定州市博物馆藏

　　熏香用具，采用铸造、锻打、铆接等技法成型。炉身敞口斜下收平底，有圆柱连接圆饼状底座，炉柄作宽带状，末端向下折收成鹊尾状。整体厚重，造型简单实用。

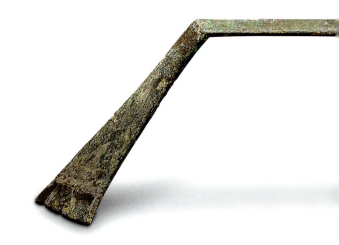

莲花宝子鹊尾铜柄炉

唐—北宋（618—1127年）
二级
长37.5、高9厘米
1969年河北省定县静志寺塔基地宫出土
定州市博物馆藏

　　由长柄、炉身、宝子与底座四部分组成。花形底座，敞口炉身外装饰莲瓣一周，鹊尾柄，柄上刻蕉叶纹。炉柄近炉身处以榫接附一宝子，外圈亦装饰莲瓣纹，上下交错两层，口沿为子口，宝子盖已失。

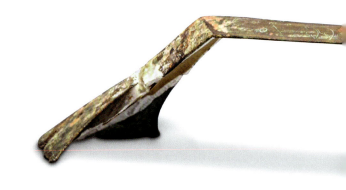

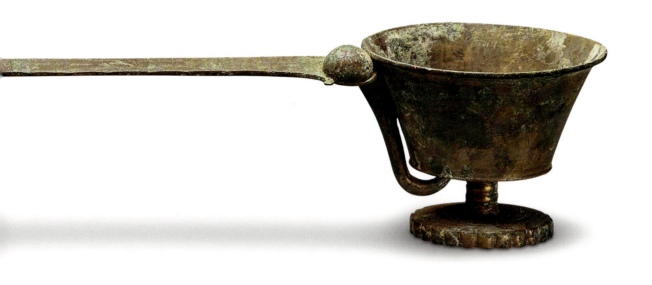

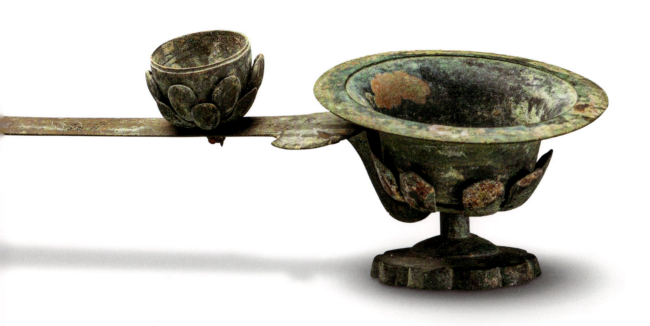

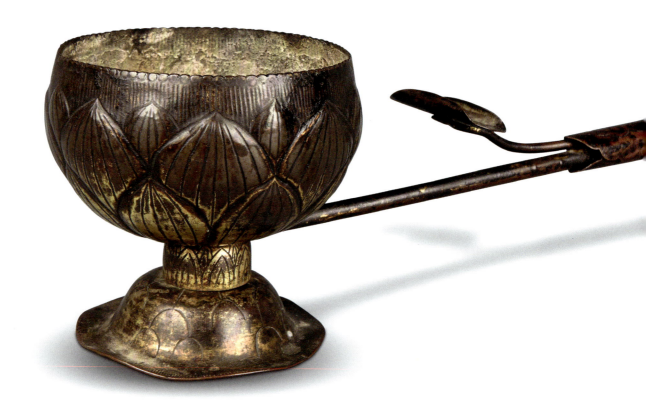

唐铜荷花纹行炉

唐（618—907年）

二级

长33.3、口径8.9、底径7.8、柄宽1.8厘米

海南省博物馆藏

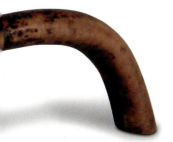

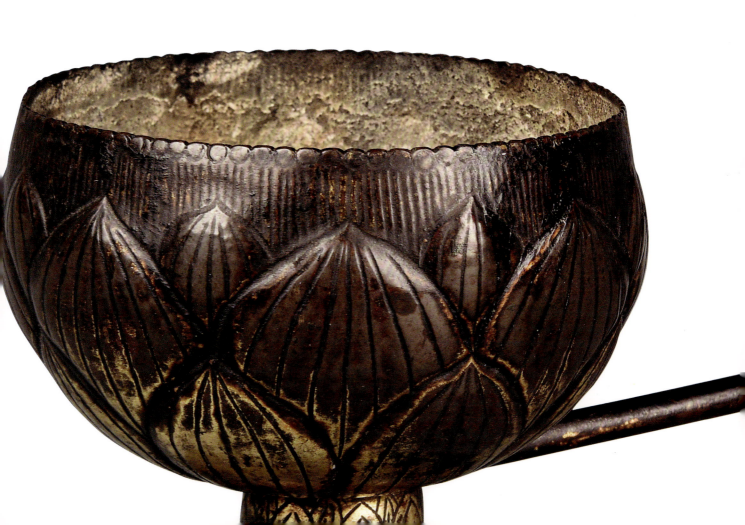

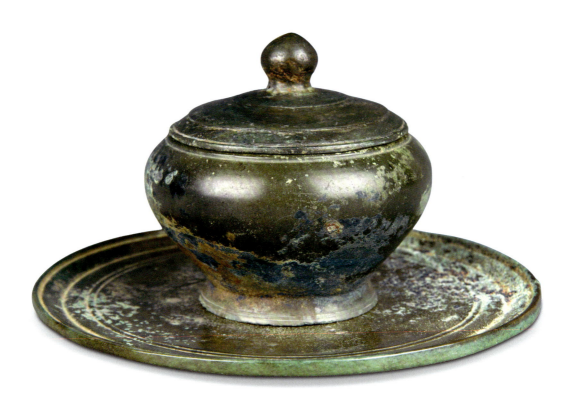

唐带托盘铜香盒

唐（618—907年）

二级

盖直径6.7、高3.2厘米

器身口径6.8、足径5、高4.2厘米

盘直径14.2厘米

海南省博物馆藏

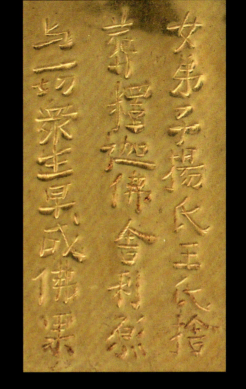

宋金函与舍利瓶

宋（960—1279年）

三级

长3.7、宽3.7、高7.8厘米

西安博物院藏

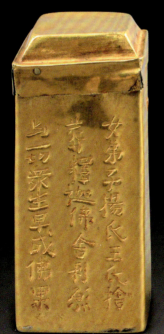

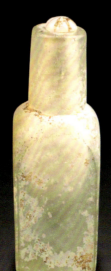

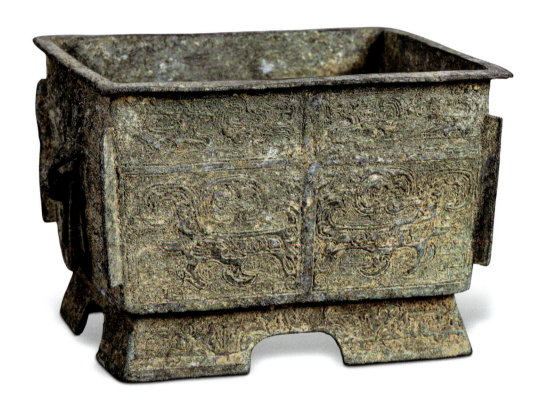

宋兽面纹方形铜炉

宋（960—1279年）

高11.8、口纵15.4、口横17.5厘米

湖南博物院藏

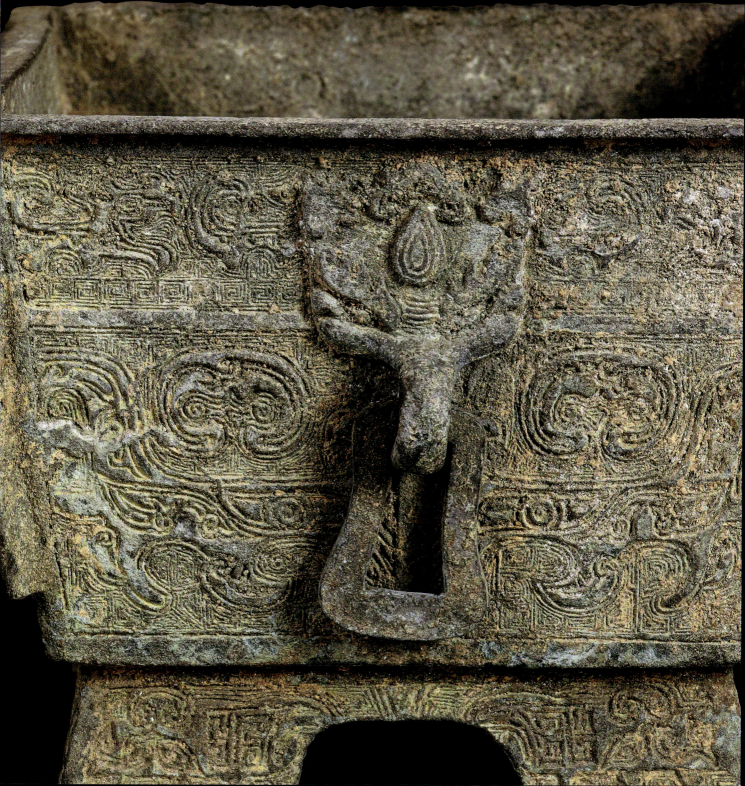

北宋银盒

北宋（960—1127年）

三级

高6.5、腹径7.6、足径6.1厘米，重82.5克

1969年河北省定县静志寺塔基地宫出土

定州市博物馆藏

　　银质。子母口，穹隆顶盖。腹部外凸，腹下收至底作圈足，圈足底沿外撇。

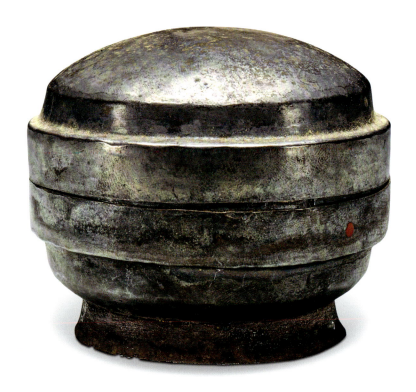

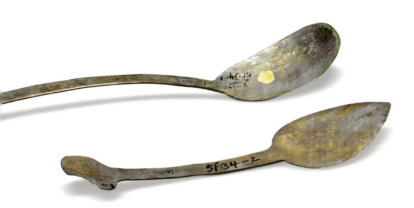

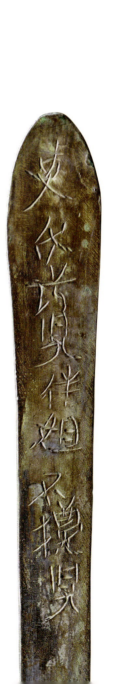

北宋银匙

北宋（960—1127年）

三级

其一长23、宽3.6厘米，重22.5克

其二长16.3厘米，重12.6克

1969年河北省定县静志寺塔基地宫出土

定州市博物馆藏

　　银质。长柄，一匙勺作片状桃形，柄尾作
片状椭圆形；一匙勺作椭圆形。

北宋定窑白釉圆托五足熏炉

北宋（960—1127年）

一级

通高17.7、口径10.6、足径11.2厘米

1969年河北省定县静志寺塔基地宫出土

定州市博物馆藏

　　定州静志寺塔基地宫和净众院塔基地宫出土有成批北宋早期定窑瓷器，是迄今为止有纪年北宋早期定窑瓷器完整器物出土数量最大的一次考古发现。定窑是北宋五大名窑之一，创烧历史不晚于隋代，源起或在北朝。经晚唐五代发展至北宋达到高峰，金元时期为其余绪，历时达700余年。其窑址位于曲阳境内，因曲阳古属定州，故名定窑。

　　此香炉胎白质细坚致，釉色洁白有垂浆泪痕，托底无釉。采用堆贴和划花技法。将军盔式盖，上有受花宝瓶刹顶，盖沿外倾，刹顶与盖相通，盖壁和瓶腹环周有六个交错的桃形烟孔，盖内口沿平宽。炉身盘口，腹斜直，腹部弦纹二道，腹下折为平底，底内下凹。炉身下塑贴有五个兽面衔环蹄足，头贴于炉腹，足踏环形平托。烧制前炉与托有明显的错位。

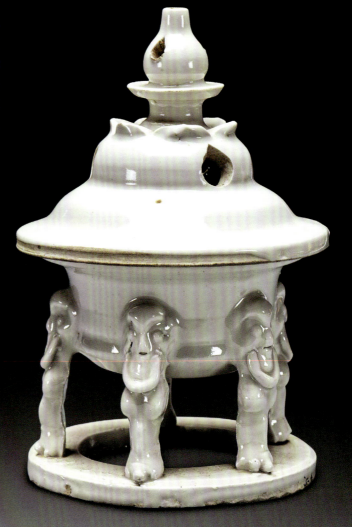

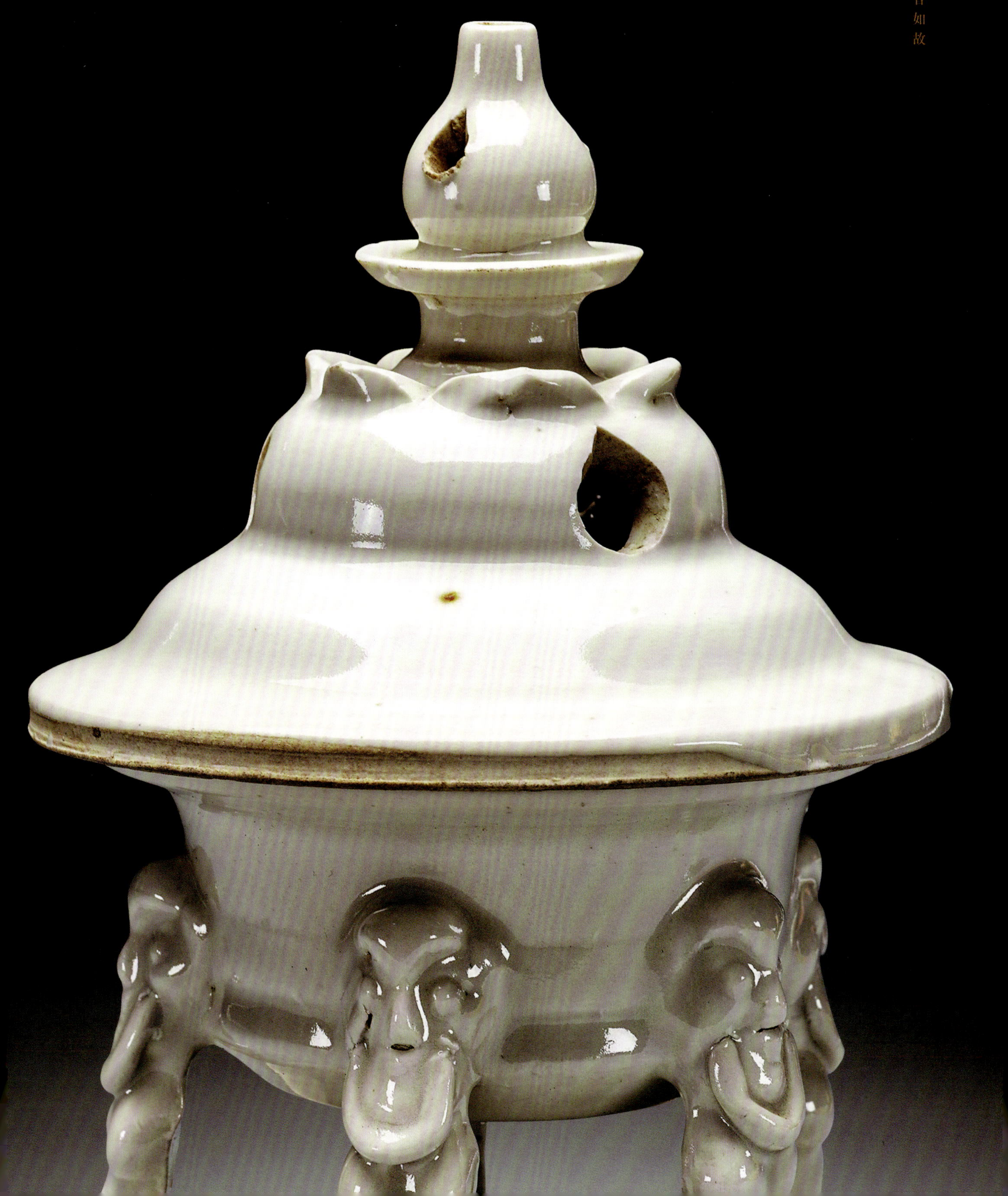

北宋（960—1127年）
一级
高7.5、口径9、足径7.8厘米
1969年河北省定县静志寺塔基地宫出土
定州市博物馆藏

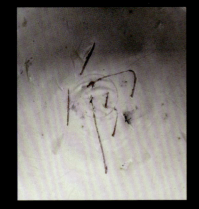

　　定窑产品以"白如玉、薄如纸、声如磬"为主要特点。北宋时定窑制作工艺精湛，瓷质莹润，风格古朴高雅，装饰绚丽，有"定州花瓷瓯，颜色天下白"的美誉。装饰技法成熟，刻花、划花、印花精美。首创支圈覆烧法。大量出土的"官""新官""尚药局""尚食局"款器，彰显了其曾为贡瓷的特殊身份。

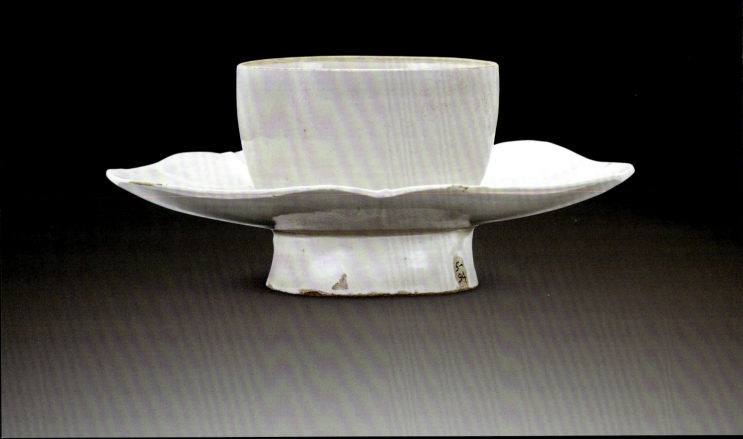

五代定窑白釉三足炉

五代（907—960年）

三级

高6.7、口径4.4厘米

征集

定州市博物馆藏

胎白质坚细，釉色洁白莹润光亮。采用堆塑技法。底无釉，短直颈，圆肩鼓腹下收，下为小平底蹄足，腹部轮弦纹明显，造型小巧轻盈。

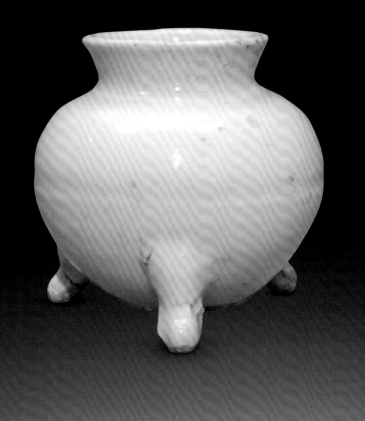

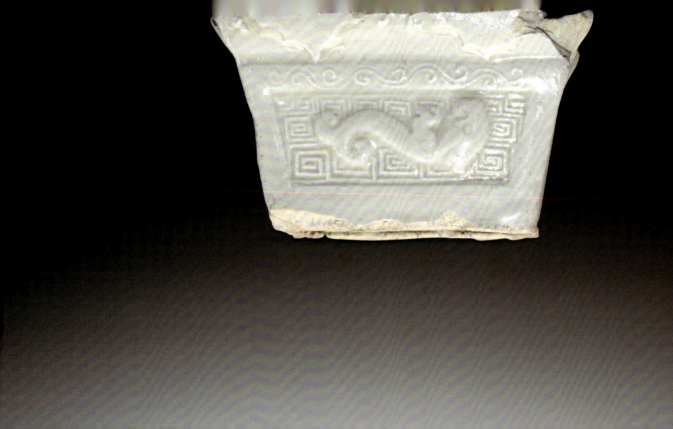

北宋定窑白釉弦纹盒

北宋（960—1127年）
二级
通高7.7、腹径9.8、底径5.4厘米
1969年河北省定县静志寺塔基地宫出土
定州市博物馆藏

　　胎白坚密，白釉泛黄，釉质凝厚润泽。子
母口，盖弧形隆起，饰四道凹弦纹。直腹下收，
修足粗糙，有窑粘。

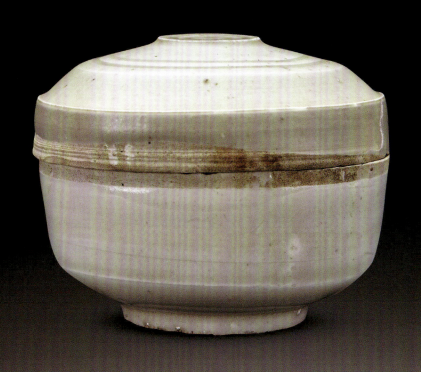

北宋定窑白釉双耳墨书贴像炉

北宋（960—1127年）

一级

高6.8、腹径10.7、口径9.5、足径5.5厘米

定州市博物馆藏

　　胎白质细坚致，釉白莹润光亮，足底无釉。采用模印和堆贴技法，有明显刀削痕。大口短颈，鼓腹内收，折为平底。口外附有两个对称的环形耳，颈肩交接处均匀贴饰十八尊造型相同的观音坐像。炉内有落渣，圈足外墨书"善心寺尼惠超惠深寺主琼希"，炉内底部墨书"香花口杨新"。

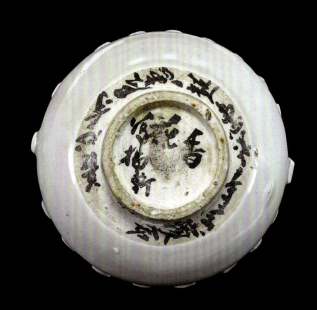

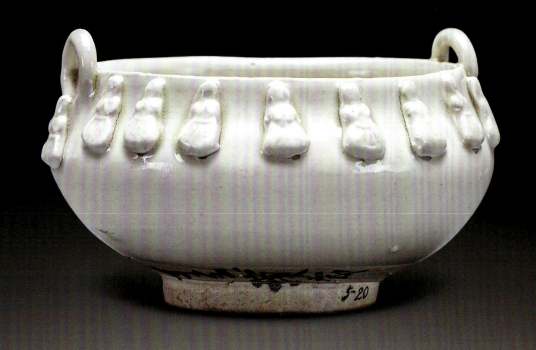

北宋定窑白釉刻莲纹龙首净瓶

北宋（960—1127年）

一级

高25.3、口径1、足径6.6、腹径11.5厘米

1969年河北省定县静志寺塔基地宫出土

定州市博物馆藏

　　胎质细白，釉白泛青，垂浆泪痕不太明
显，足底无釉。采用堆贴、刻花技法。瓶细长
颈，圆肩，鼓腹，圈足，龙首形短流。细长颈中
部作相轮状圆盘。肩部饰覆莲；一侧塑龙首短
流，龙贴塑双目、双耳及角，张口，上唇尖翘向
上。腹刻仰莲。是定窑净瓶中的佳品。

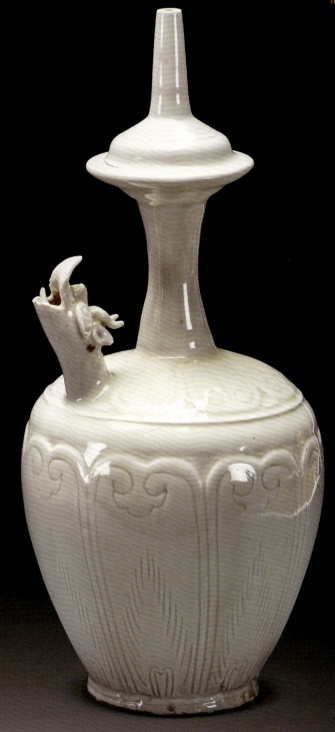

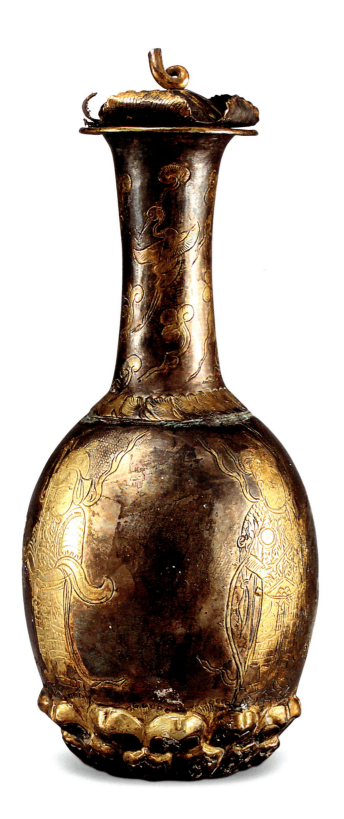

北宋鎏金银净瓶

北宋（960—1127年）

一级

高16.5、腹径7厘米

2008年江苏省南京市中华门外长干里宝塔顶

宋长干寺地宫出土

南京市博物总馆藏

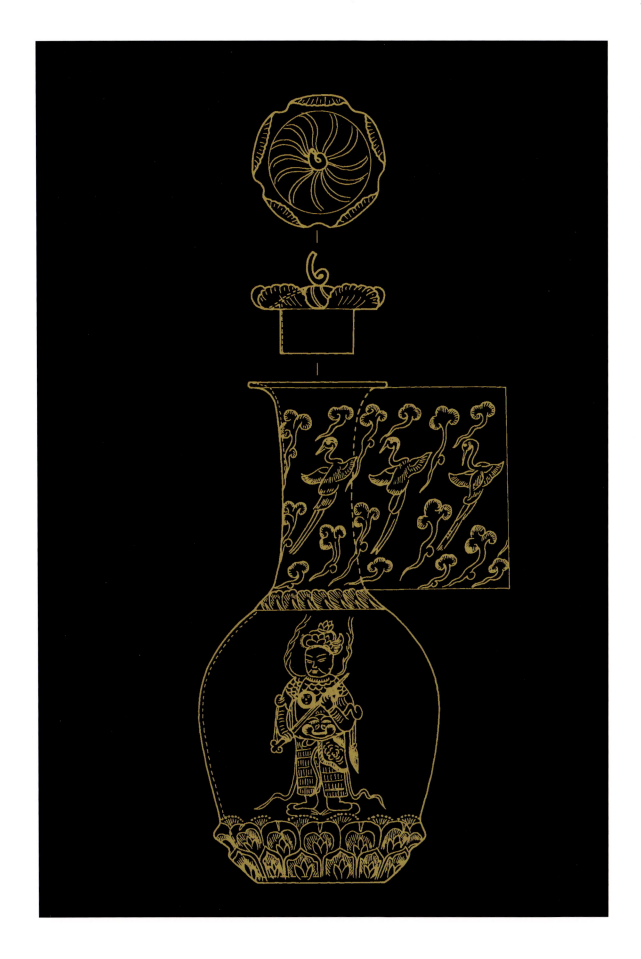

南宋錾花单孔银熏炉

南宋（1127—1279年）

一级

通高17.2、底径10.5厘米

1982年浙江省宁波市天封塔地宫出土

宁波博物院藏

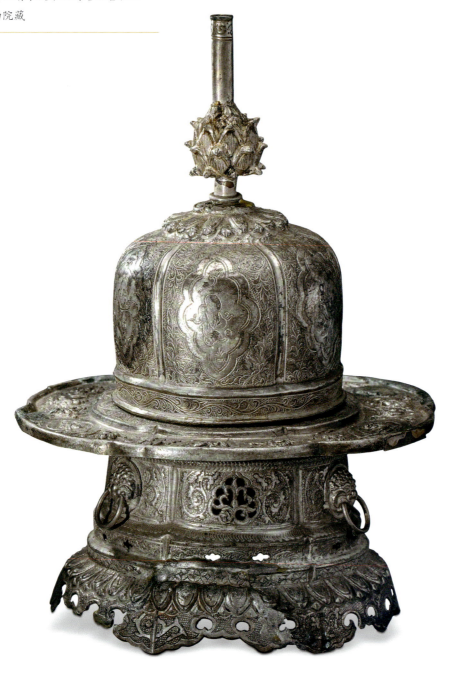

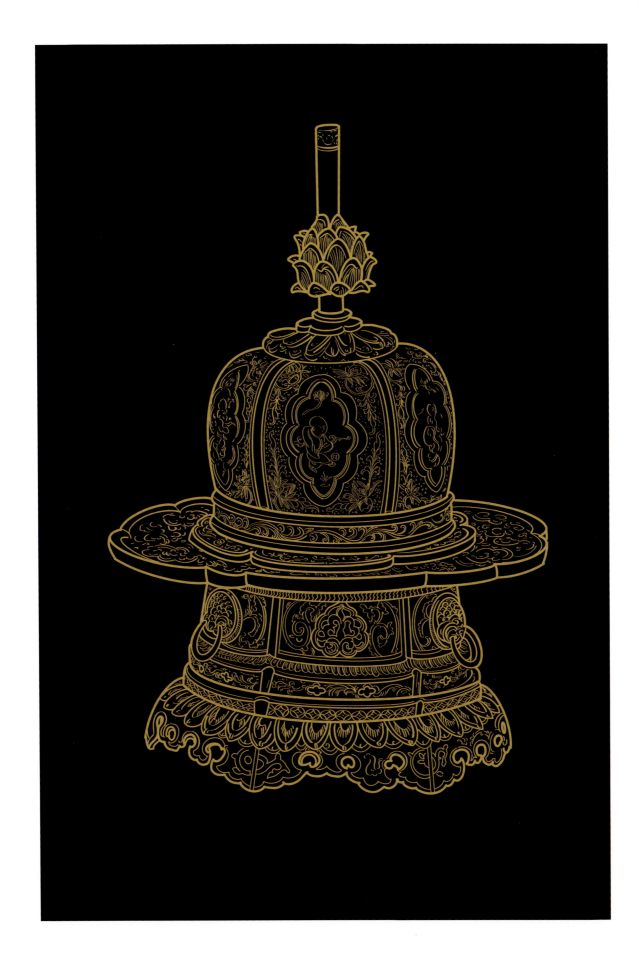

南宋层台银熏炉

南宋（1127—1279年）

一级

通高10.2、炉高3.9、口径4.3、座高6.1、座宽6.8厘米

1982年浙江省宁波市天封塔地宫出土

宁波博物院藏

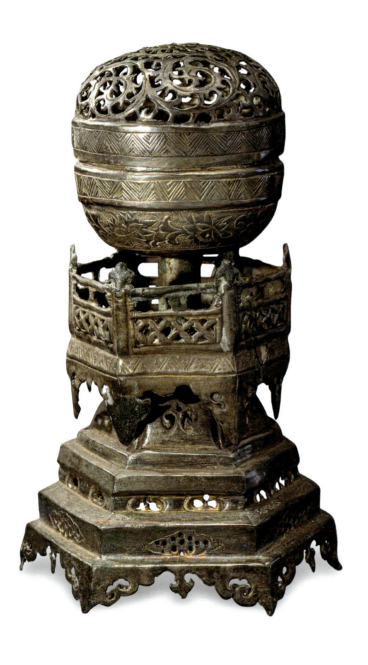

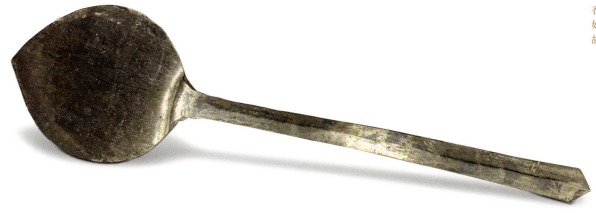

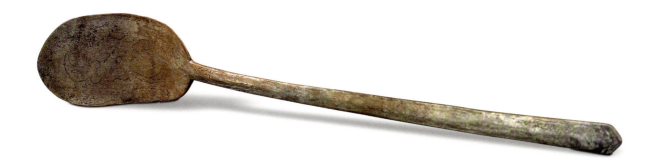

南宋银匙

南宋（1127—1279年）

三级

通长10厘米

1982年浙江省宁波市天封塔地宫出土

宁波博物院藏

南宋鱼草纹银匙

南宋（1127—1279年）

三级

1982年浙江省宁波市天封塔地宫出土

宁波博物院藏

燕居焚香

　　宋代文人赋予了香事中香与炉高雅的文化品质，自此香事在中国传统文人的精神世界中不可或缺。宋代文人将品香、制香、斗香发展到了极致，香炉在文人读书、宴客、雅集活动中扮演着重要的角色。香具的风格烙印上了清新淡雅之风，文人或将香具用于陈设，或用于把玩，或熏香怡情。

宋·黄庭坚《制婴香方帖》
台北故宫博物院藏

千金方、千金翼方中的香方

序号	方名	配方	出处
1	熏衣香方	零陵香、丁香、青桂皮、青木香、鸡骨煎香、郁金香、枫香、薰陆香、苏合香、甘松香、甲香、沉水香、雀头香、白檀香、安息香、艾纳香、藿香、真麝香	千金方卷六
2	又方	沉香、煎香、雀头香、丁子香、藿香	千金方卷六
3	又方	薰陆香、沉香、檀香、兜娄婆香、煎香、甘松香、零陵香、丁香、麝香、束箬、甘稸香	千金方卷六
4	湿香方	沉香、松甘香、檀香、雀头香、鸡骨煎香、甲香、零陵香、丁香、麝香、薰陆香	千金方卷六
5	又方	沉香、零陵香、煎香、麝香、丁子香、藿香、甲香、檀香、薰陆香、甘松香	千金方卷六
6	百和香	沉香、丁子香、鸡骨煎香、兜娄婆香、甲香、薰陆香、白檀香、熟捷香、炭末、零陵香、青桂皮、甘松香、白胶香、藿香、雀头香、苏合香、安息香、麝香、燕香	千金方卷六
7	又方	零陵香、藿香、苜蓿香、甘松香、白檀香、煎香、沉水香	千金方卷六
8	又方	藿香、丁香、松香、麝香、沉香、煎香	千金方卷六
9	熏衣香方	薰陆香、藿香、觅香、甲香、詹糖、青桂皮	千金翼方卷五
10	熏衣香方	沉香、苜蓿香、甲香、藿香、雀脑香、麝香、白檀香、艾纳香、甘松香、零陵香	千金翼方卷五
11	乾香方	丁香、麝香、白檀、沉香、零陵香、甘松香、藿香	千金翼方卷五
12	五香丸	丁香、藿香、零陵香、青木香、甘松香、桂心、白芷、当归、香附子、槟榔、麝香	千金翼方卷五
13	十香丸	沉香、麝香、白檀香、零陵香、白芷、甘松香、藿香、细辛、芎䓖、棕、白芷、香附子	千金翼方卷五
14	香粉方	白附子、茯苓、白术、白芷、白僵香、青木香、鸡舌香、零陵香、丁香、藿香、麝香、粉英	千金翼方卷五

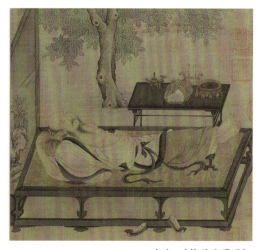

南宋 《槐荫消夏图》
北京故宫博物院藏

197

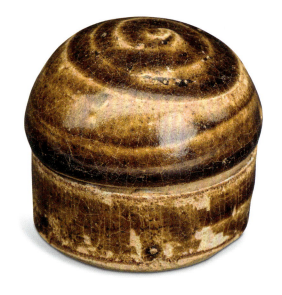

唐褐釉瓷盒

唐（618—907年）

三级

通高4.4、口径3.6厘米

长沙市博物馆藏

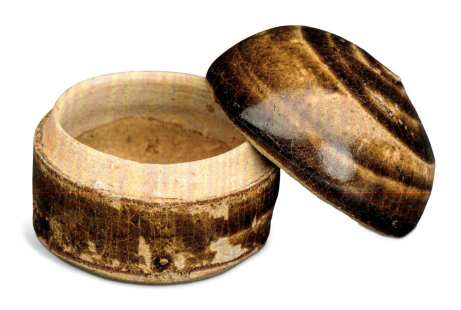

唐长沙窑绿釉弦纹瓷盒

唐（618—907年）

三级

通高3.7、内口径4.2厘米

长沙市博物馆藏

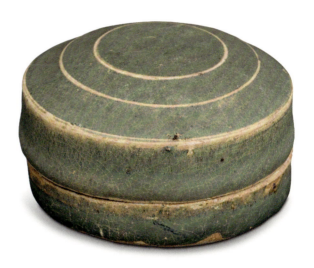

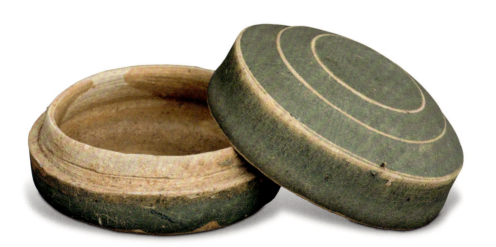

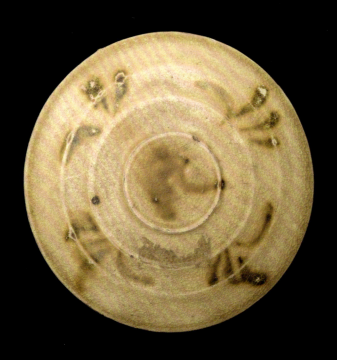

唐长沙窑青釉绿彩花草纹瓷盒

唐（618—907年）

二级

通高7.3、口径9.3、底径9.6厘米

长沙市博物馆藏

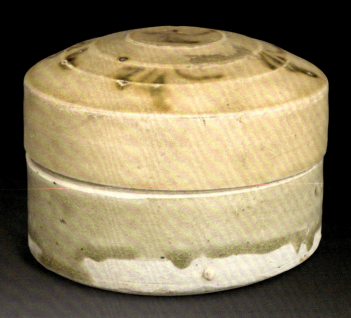

唐青釉绿彩油盒

唐（618—907年）
二级
通高5.5、口径10.1厘米
1963年扬州市平山乡朱塘村出土
扬州博物馆藏

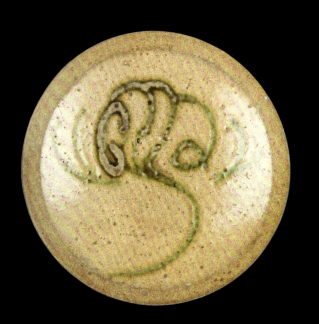

　　盒为扁圆形，盖与盒呈子母口套合，平底。盖面绘绿彩卷云纹，线条随意流畅。胎色灰白，质粗疏。内外满施釉，釉色青翠光亮。此盒为贮存化妆品的容器，出土的同类瓷盒盖面上有书"油合"铭文的。

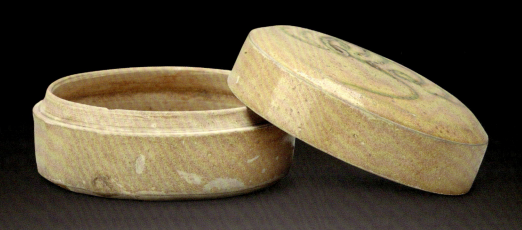

唐青釉变形博山炉

唐（618—907年）

三级

通高8.7、口径5.7、底径4.4、盘径8.2厘米

1956年福建省闽侯县荆溪乡溪头村出土

福建博物院藏

　　博山炉，又名博山熏炉、博山香炉、博山香熏等，是一种以山为盖的熏炉，学者多以为是表现仙山。

　　此炉形如托杯，无盖，仅在腹周围饰以乳尖，以象征烟气，炉下柱足立于托中，托为实足，釉青灰色，灰胎，质坚硬。

博山炉中沉香火，双烟一气凌紫霞。

——唐·李白《杨叛儿》

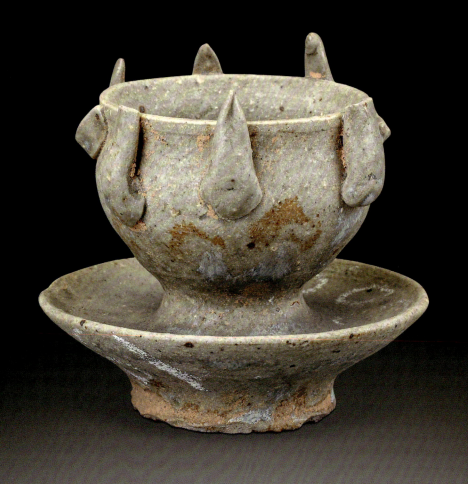

唐青釉博山炉

唐（618—907年）

三级

通高13、口径6.3、底径7.5、盘外径13厘米

福建省闽侯县杜武村杜武山出土

福建博物院藏

　　盖如深腹碗，盖面饰旋曲焰突状十二条，另四面四铆钉，顶穿四细孔圆纽。炉体如小盅，胎卓重，方唇，敛直口，浅腹，底如盘。口侈壁较深，平底，两部分间无接缝。除外底外，遍涂青绿釉，开片略如牛毛纹。

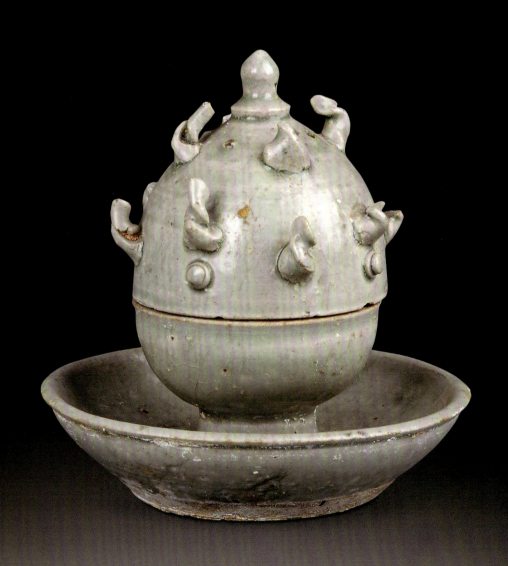

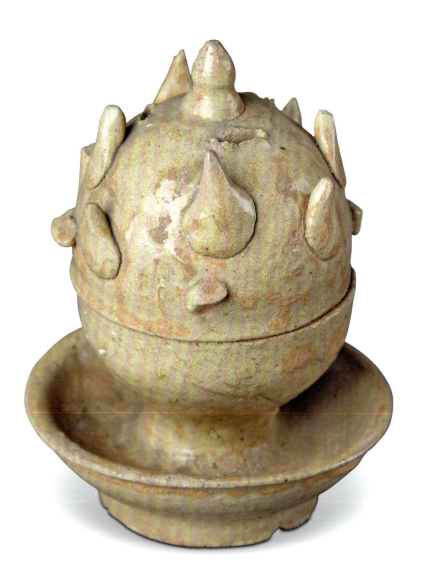

唐青釉博山炉

唐（618—907年）

三级

通高13、口径7.5、底径6、足高0.8、盘外径10厘米

1955年福建省福州市新店水库出土

福建博物院藏

　　其形似托杯，盖上的炉尖作烟云上升状。炉下外加一盘，实足。炉和盖已烧结在一块，底盖合置略如球形。釉呈青黄色，无剥落。炉体小，模型化。

唐青釉博山炉

唐（618—907年）

三级

通高11.6、底径5.4厘米

1972年福建省福州市仓山麦园路出土

福建博物院藏

　　底部呈盘状，上置熏炉，分底与盖。炉底
直口浅腹，炉盘顶端为葫芦尖状，周围通四孔，
并饰以若干角锥状的堆塑，施青釉，平底。

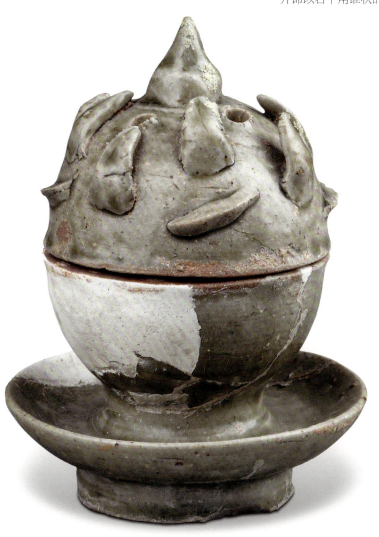

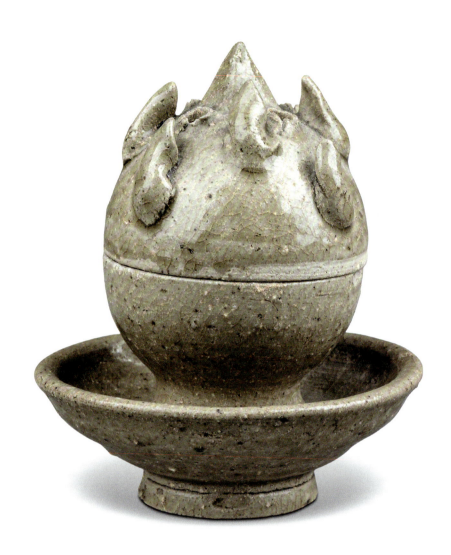

唐青釉博山炉

唐（618—907年）

三级

通高10.5、底径4厘米

1975年福建省福州市仓山麦园路福州卫生学校出土

福建博物院藏

　　分盖及底两部分。盖为馒头状，盖顶正中为钉头形，四面有八个螺旋状钉尖相互对称，钉头四角有四孔；底作盘状，实足平底。青釉灰胎。

唐青釉博山炉

唐（618—907年）

三级

通高15、腹径6、底径5.5、盘径8厘米

1975年福建省仙游县坂头万历大队出土

福建博物院藏

　　炉分盖与底座。盖尖顶，盖面有七个焰突，两侧有一小孔；底座如盘，平底、实足，盖合作子母口。青釉，底露胎。

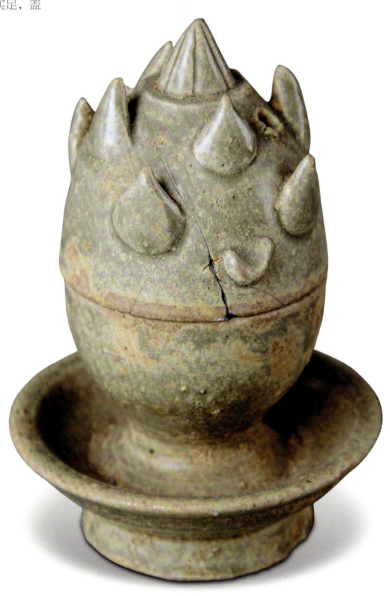

唐青釉熏炉

唐（618—907年）

三级

通高9、口径3.8、底径5厘米

1973年福建省福州市朝阳区高盖山南麓出土

福建博物院藏

　　底部盘状，中立一炉，直口、鼓腹、无盖，壁外饰十条焰突，平底，施青釉。

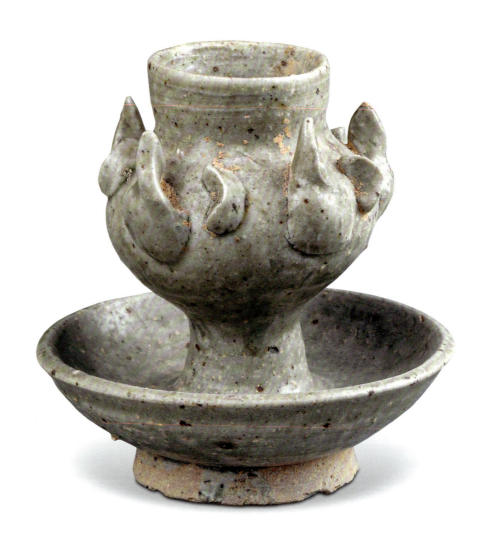

唐青釉三足炉

唐（618—907年）

三级

通高4.3、口径7厘米

福建省永春城关金峰山M1出土

福建博物院藏

敞口、浅腹、蹄足，青釉开冰片纹。

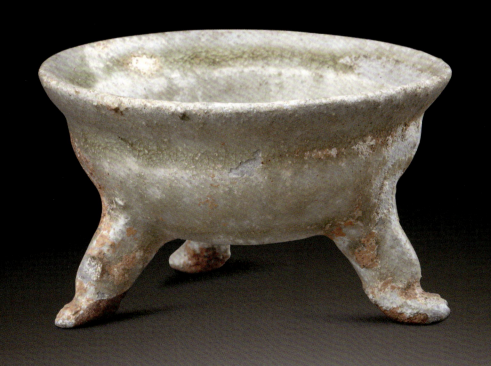

唐银狻猊

唐（618—907年）

三级

扬州博物馆藏

　　此狻猊系用银浇铸空心立体式，呈坐姿，坐于高0.5厘米的圆座上。两眼间距很大，长扁嘴，头部毛发表现模糊，胸部和脊背均有较长的毛纹，身后竖立一条扁尾。

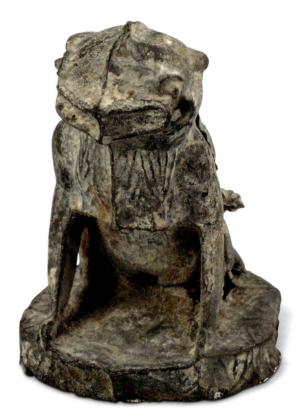

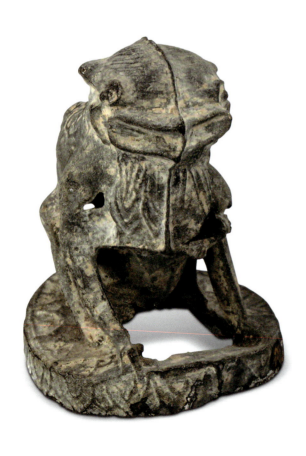

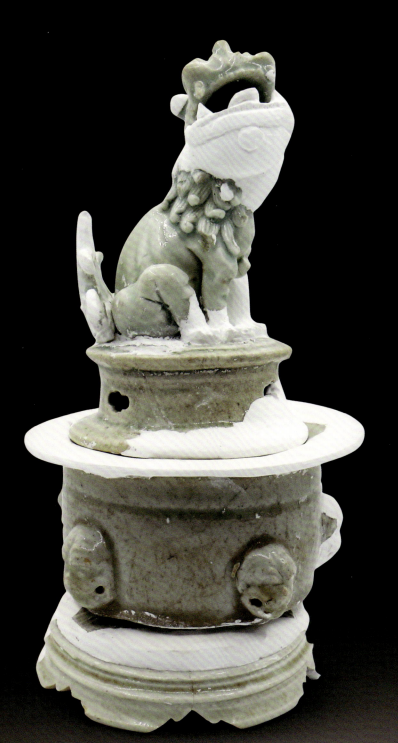

宋景德镇窑青白瓷狻猊熏香炉

宋（960—1279年）
景德镇学院藏

南宋磁灶窑绿釉瓜棱挠手
卧狮纽三足熏炉

南宋（1127—1279年）

三级

"南海Ⅰ号"南宋沉船出水

广东海上丝绸之路博物馆藏

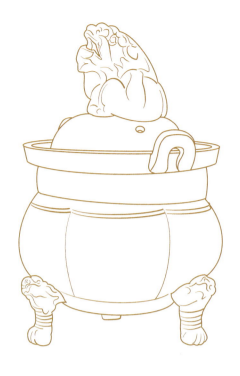

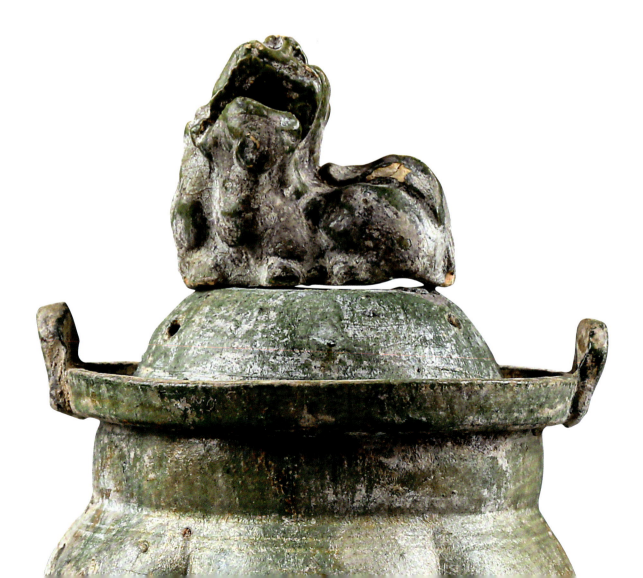

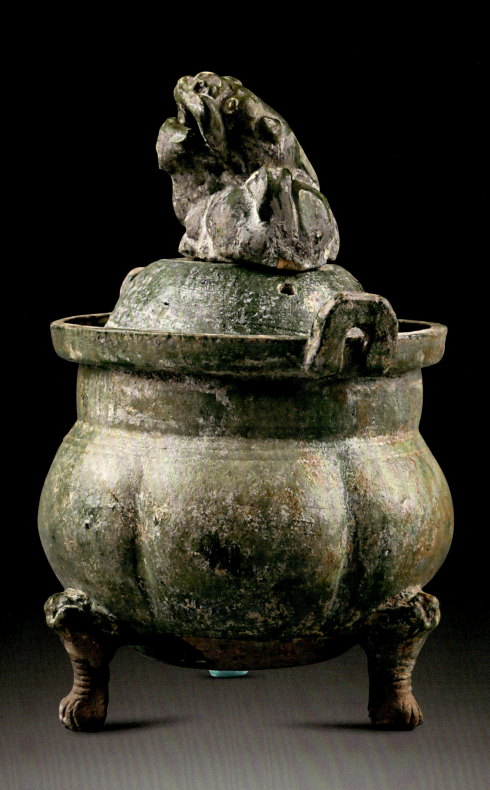

南宋德化窑青白釉筒式炉

南宋（1127—1279年）

三级

"南海Ⅰ号"南宋沉船出水

广东海上丝绸之路博物馆藏

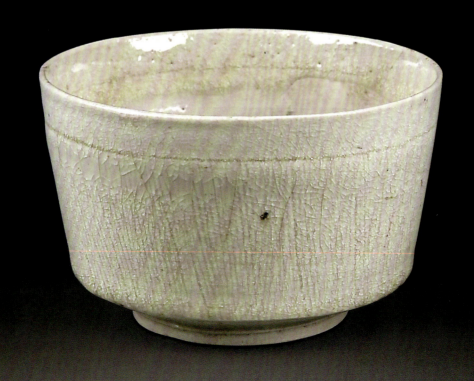

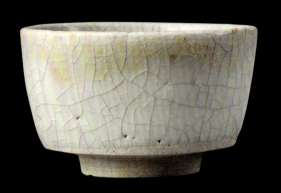

南宋灰白釉圈足炉

南宋（1127—1279年）

三级

高4.6、口径7.7、底径4厘米

1980年福建省福州市聋哑学校M1出土

福建博物院藏

折腹、直口、圈足，口沿及外表施灰白釉，呈冰裂纹，炉内及圈足底部不施釉。

宋青釉三足香炉

宋（960—1279年）

三级

高8.1、口径8.3厘米

1959年福建省闽侯县观音亭出土

福建博物院藏

口腹等大，腹深壁直，底为极浅圈足，周加片状三足，内外上釉，色蓝绿，釉层厚且颇清澈透明，润泽悦目。口底外周均饰弦纹一道。内外均无釉。

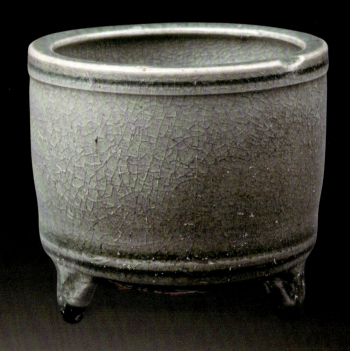

宋龙泉三足炉

宋（960—1279年）

三级

高6.7、口径9、底径4.5厘米

1953年福建省闽侯县青圃村出土

福建博物院藏

　　敛口，外壁直而稍显束腰，印平行宽弦纹八道，三足，足为扁薄体，却不着地，遍体着青釉。

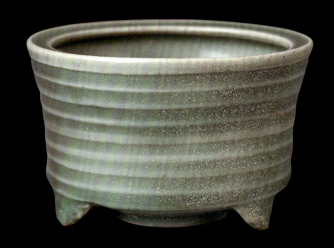

宋白釉三足炉

宋（960—1279年）

三级

高5.5、口径5、底径6厘米

1952年福建省莆田县清渠出土

福建博物院藏

　　敛口，直腹，略成桶状，釉色白里闪青，制作较粗糙。

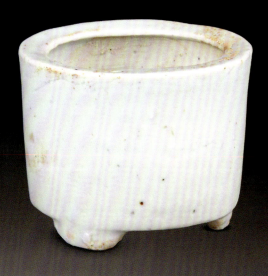

宋青釉八卦三足炉

宋（960—1279年）

三级

高6.3、口径10、腹径11.5、底径10.5厘米

福建省福州市大梦山出土

福建博物院藏

　　大口、宽唇、腹近直、平底、圈足、矮蹄，腹上印八卦，釉呈青黄色（茶色），滋润光泽，造型别致，质地细致而坚硬，是一件具有道教色彩的瓷器。

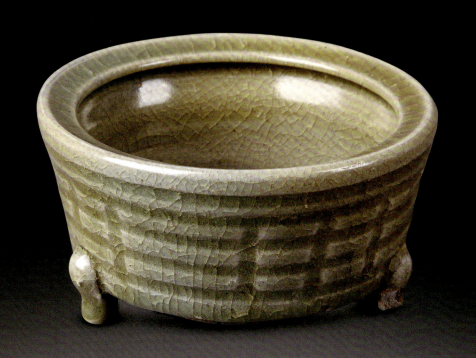

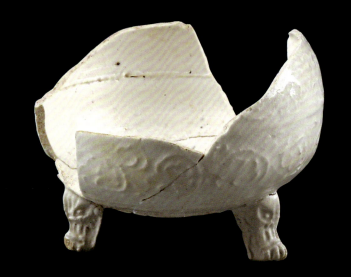

南宋德化窑青白釉三足炉

南宋（1127—1279年）
"南海Ⅰ号"南宋沉船出水
广东海上丝绸之路博物馆藏

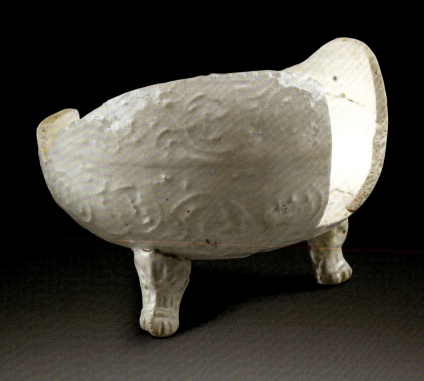

宋青釉香炉

宋（960—1279年）

三级

高7.3、口径11、底径5.4厘米

1957年福建省南安县石壁水库出土

福建博物院藏

　　大口、唇大折平、腹直略斜，圈足，上淡青绿釉，显透明晶莹，闪亮，开裂纹，釉下划植物纹样，内壁及底无釉，足周有垫烧痕迹。

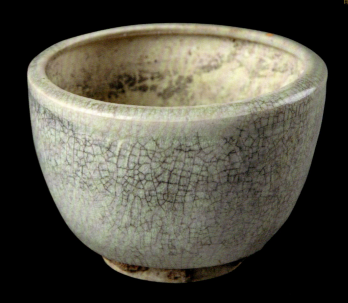

宋青釉三足炉

宋（960—1279年）

三级

通高5.7、口径7、底径7.5厘米

1958年福建省福州市黄墓山电瓷厂工地出土

福建博物院藏

　　敞口、直腹、平底、方唇略敛，平底外另加小圈足及三蹄形足，唯圈足并不着地，上青绿釉，极呈润泽浑厚而闪亮光，内底及圈足无釉。

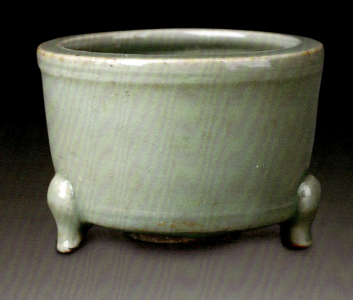

宋漳窑双耳三足鼎

宋（960—1279年）

二级

高85、腹径30厘米

福建博物院藏

　　直口、平沿、束颈、深鼓腹、粗长三柱足，口沿上竖一对穿孔直耳，腹部饰二道凸棱，内饰凸棱竖条图案。灰白胎、胎质粗松，釉色米黄色，釉面有冰裂纹，器内不施釉，器形规整。

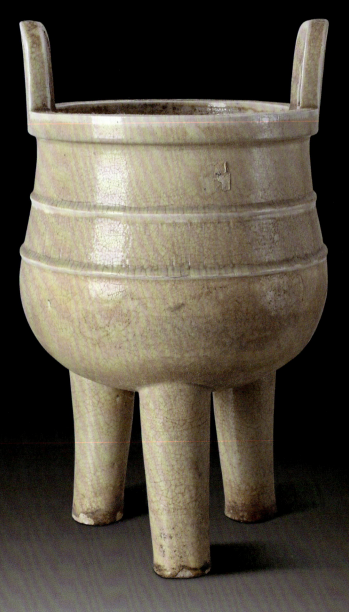

宋青釉鬲形炉

宋（960—1279年）

三级

高8、口径5.5、腹径8.4厘米

1957年福建省福州市康山体委打靶场出土

福建博物院藏

　　短直颈、圆厚唇、圆浅腹、鬲形三足，实足。里外上青釉，浑厚光亮，开大片裂纹。

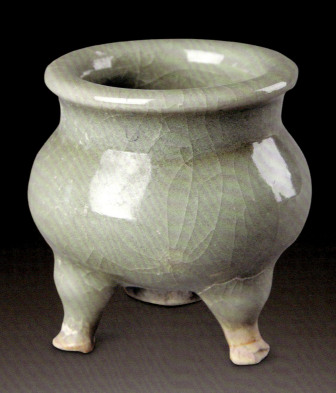

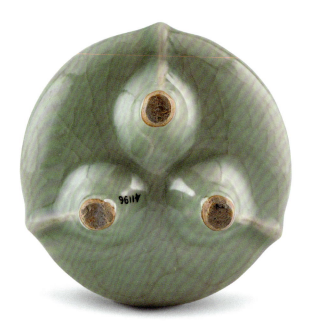

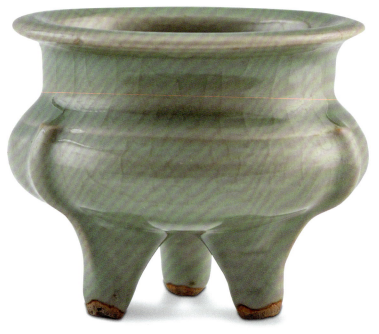

南宋龙泉窑青釉鬲式炉

南宋（1127—1279年）
高7.9厘米
上海博物馆藏

　　圆唇，平折沿，短直束颈，斜肩，肩部起凸棱一周，扁圆腹，下承三足，腹至足外侧有凸棱。除足底外通体施青釉，釉质莹润，釉面布满开片，凸棱处釉薄泛白。足底未施釉，露胎处呈灰色，足下端侧面露胎处微泛红。炉内底与三足对应处有三小孔。

　　类似的器物在浙江金华畈田蒋村绍定二年（1229年）童诠墓、浙江丽水云和正屏山淳祐八年（1248年）墓、浙江湖州德清乾元山咸淳四年（1268年）吴奥墓中亦有出土，属13世纪龙泉窑典型产品。

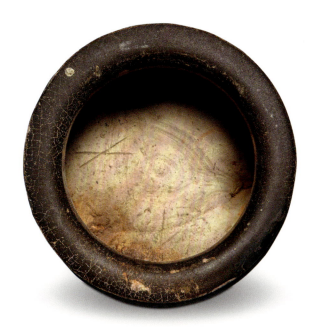

宋酱釉三足炉

宋（960—1279年）

二级

高11.8、口径14.9厘米

中国（海南）南海博物馆藏

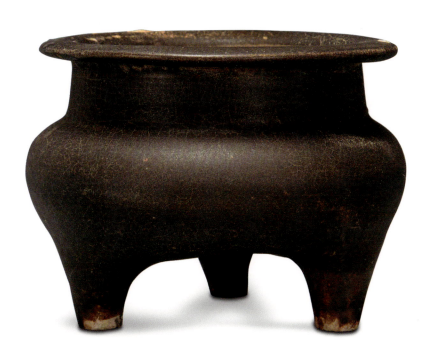

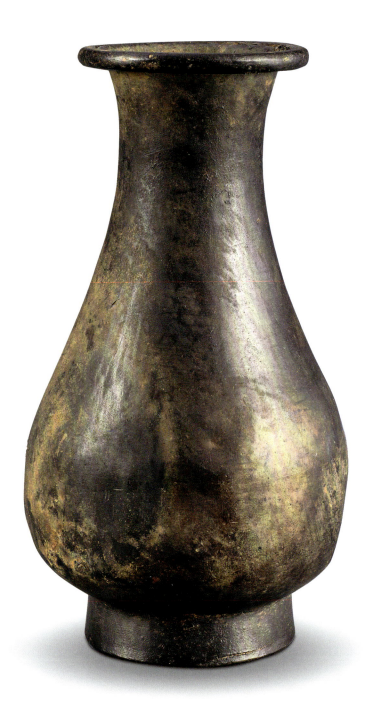

南宋锡瓶

南宋（1127—1279年）

三级

高16.8、口径6.7、底径6.5厘米

湖南博物院藏

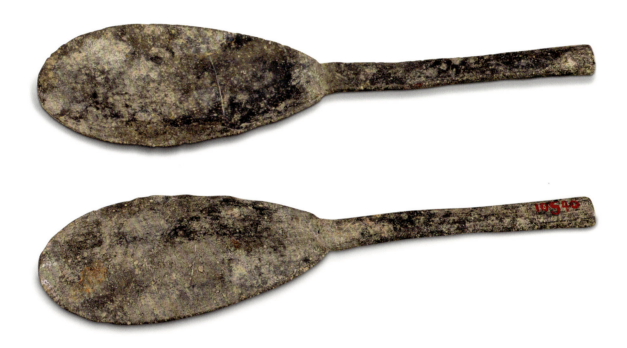

宋锡匙

宋（960—1279年）

三级

通长15.8、宽4厘米

湖南博物院藏

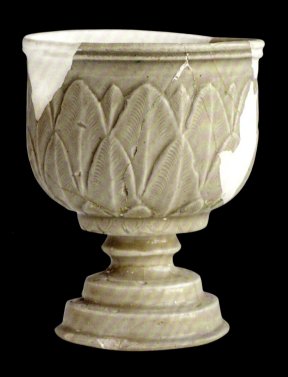

北宋西村窑青釉刻莲瓣纹瓷炉

北宋（960—1127年）

高11、口径9.3、底径6.9厘米

南越王博物院藏

北宋西村窑青釉莲花瓣纹瓷炉

北宋（960—1127年）

高10、口径10、底径7厘米

南越王博物院藏

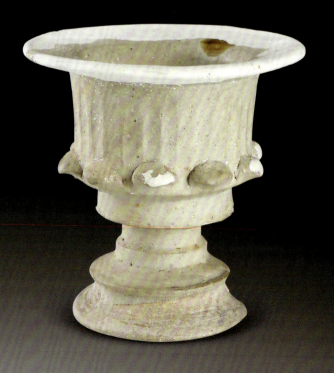

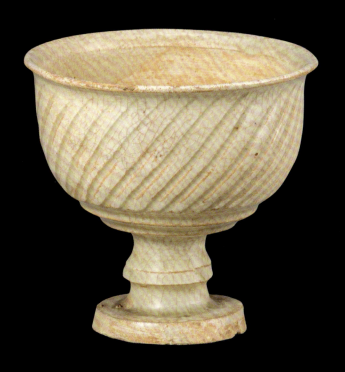

北宋繁昌窑青白釉斜直纹高足炉

北宋（960—1127年）

一级

高11、口径12、底径6.5厘米

安徽博物院藏

　　侈口、深弧腹、细腰、长柄、饼足，其柄部常饰一道凸棱，便于抓握。炉膛内底常有一圆孔，青白釉泛黄，有小开片，器身饰斜直纹。

　　繁昌窑位于今安徽省芜湖市繁昌区南郊，是宋代最早烧制青白瓷的窑口之一。始烧于五代，毁于宋末。

北宋繁昌窑青白釉刻花炉

北宋（960—1127年）

三级

高8.6、口径6.2、底径4.5厘米

安徽博物院藏

　　炉身和炉座似为套烧而成，通体施白色釉，炉身为侈口、弧形腹，腹部刻半浮雕仰莲瓣，炉座为束腰式台座，足沿为宽沿外撇。

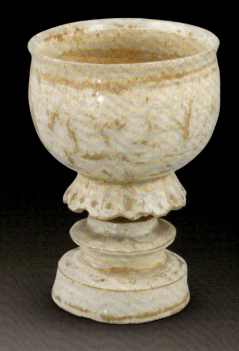

宋青白釉平沿炉

宋（960—1279年）
高7.7、口径7.6、底径5厘米
安徽博物院藏

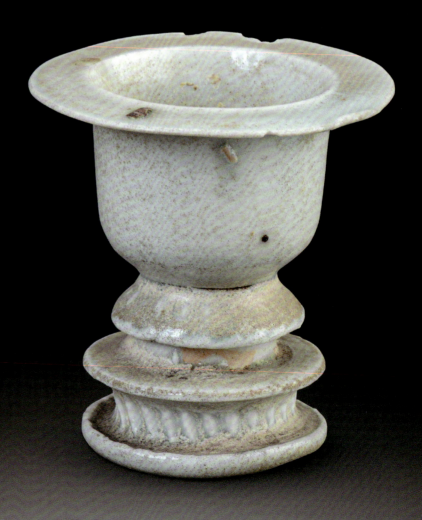

宋吉州窑黑釉莲瓣口炉

宋（960—1279年）
高8、口径8.8、底径4.7厘米
安徽博物院藏

  七瓣缺花口式、圆唇、炉身向内压印八条
出筋，短柄、炉座为束腰式台座。整器施黑褐
色釉，炉膛及炉座近底处无釉。

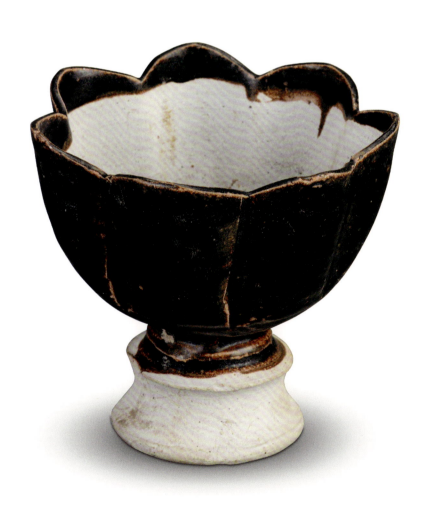

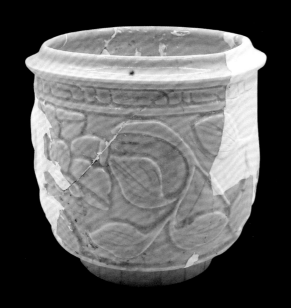

宋景德镇窑青白瓷刻花卉直筒炉

宋（960—1279年）
景德镇学院藏

宋景德镇窑青白瓷刻婴戏八方炉

宋（960—1279年）
景德镇学院藏

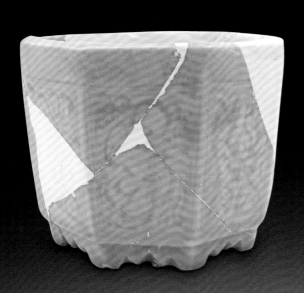

宋景德镇窑青白瓷刻莲瓣纹瓢式炉

宋（960—1279年）
景德镇学院藏

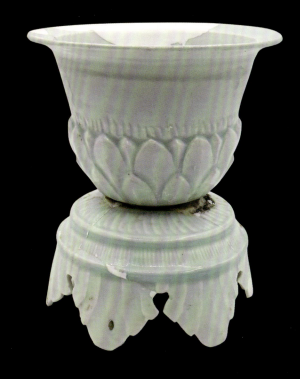

宋景德镇窑青白瓷刻莲瓣纹卷脚炉

宋（960—1279年）
景德镇学院藏

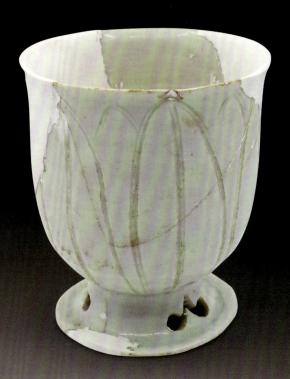

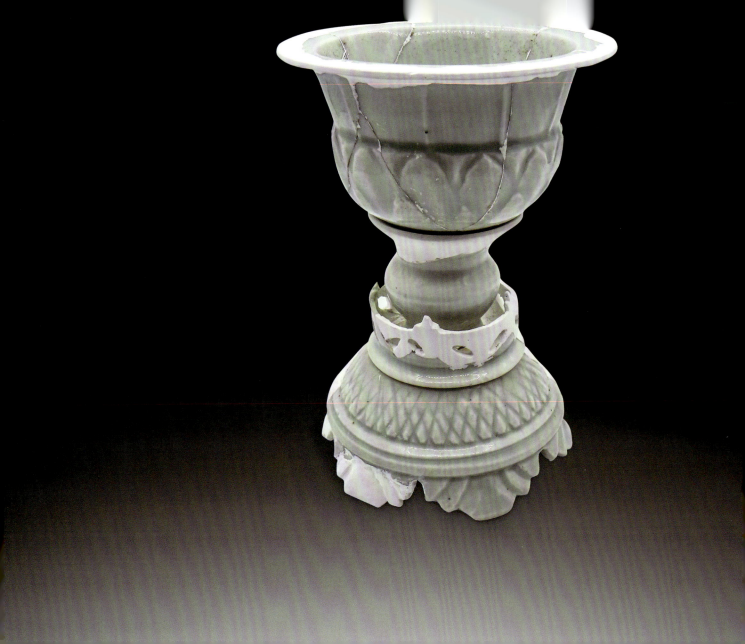

宋景德镇窑青白瓷兽首双耳三足炉

宋（960—1279年）
景德镇学院藏

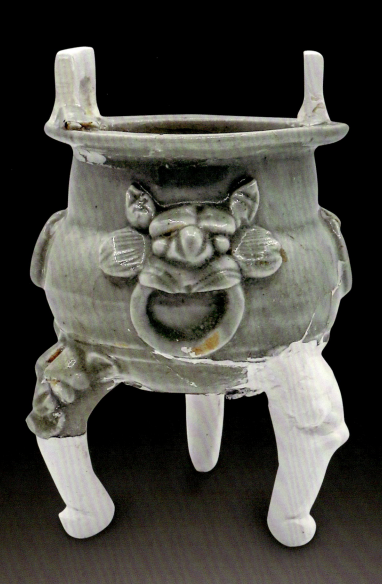

宋青白釉香熏

宋（960—1279年）

二级

通高16.5、腹径15.3、底径10.5厘米

扬州博物馆藏

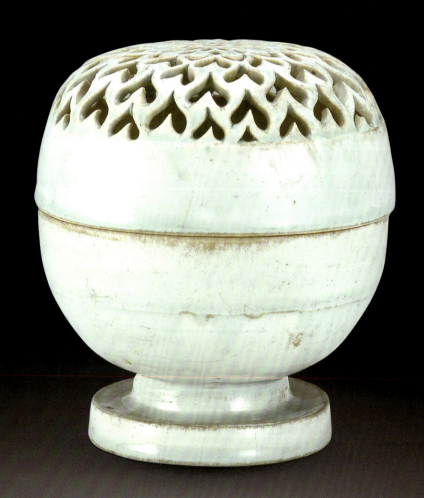

宋景德镇窑青白瓷镂空花卉熏香炉

宋（960—1279年）

景德镇学院藏

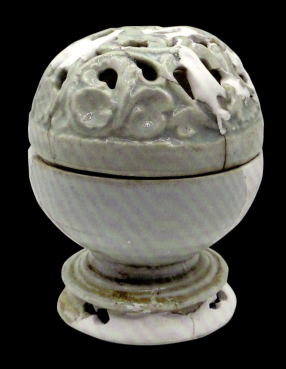

宋景德镇窑青白瓷镂空"卍"字熏香炉

宋（960—1279年）

景德镇学院藏

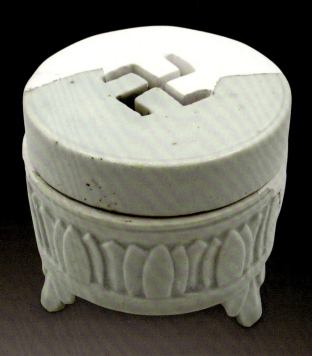

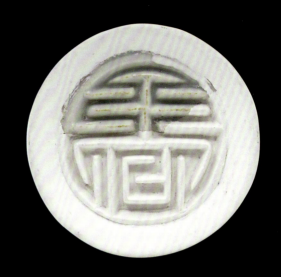

宋景德镇窑青白瓷"香"字纹香模

宋（960—1279年）

景德镇学院藏

宋景德镇窑青白瓷刻"香"字香印

宋（960—1279年）

景德镇学院藏

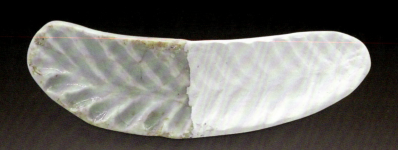

宋景德镇窑青白瓷印花香囊挂佩

宋（960—1279年）
景德镇学院藏

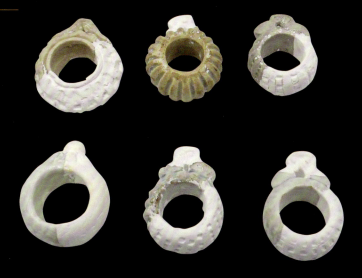

宋景德镇窑青白瓷印花香囊

宋（960—1279年）
景德镇学院藏

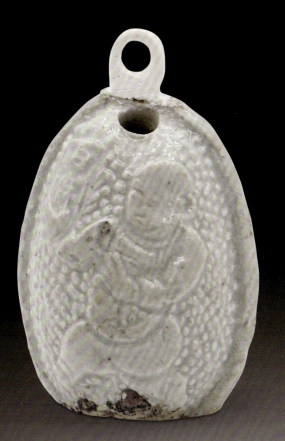

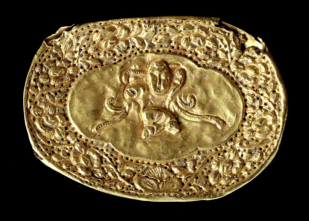

宋金牌饰（香囊）

宋（960—1279年）

二级

长4、宽2.9厘米

安徽省亳州市涡阳县店集镇出土

阜阳市博物馆藏

　　椭圆形，弧腹中鼓，由两片薄金片錾花后扣合而成。正面主体为一仙人骑瑞兽。边缘为繁复细腻的缠枝花卉纹、葡萄纹。

宋金牌饰（香囊）

宋（960—1279年）

二级

长4、宽3.1厘米

安徽省亳州市涡阳县店集镇出土

阜阳市博物馆藏

　　椭圆形，弧腹外鼓，金片轻薄。錾缠枝花卉，中部主体纹饰为变形菱形纹图案，有双线边阑。

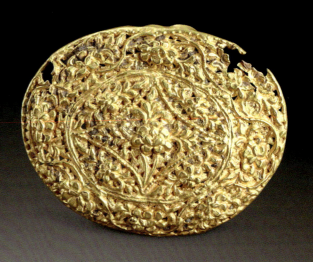

南宋香炉形铜镜

南宋（1127—1279年）

三级

高15.2、宽13.2厘米

福建省福州市茶园山南宋许峻墓出土

福建博物院藏

　　香炉形，背部附一兽足形支柱以支撑镜体，镜背饰缠枝纹，并铸有"八面玲珑，一尘不染"两行阳文篆书。

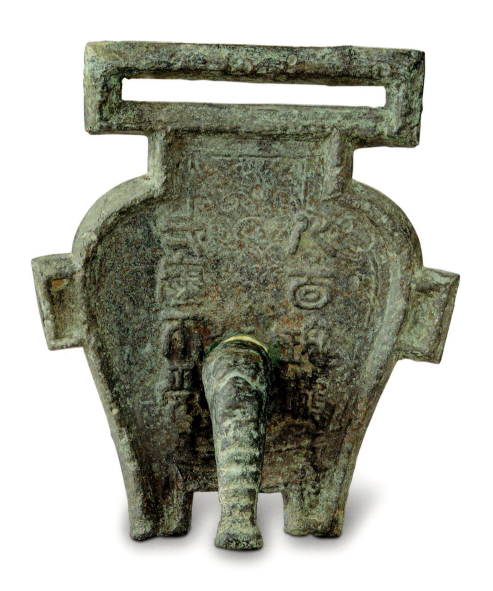

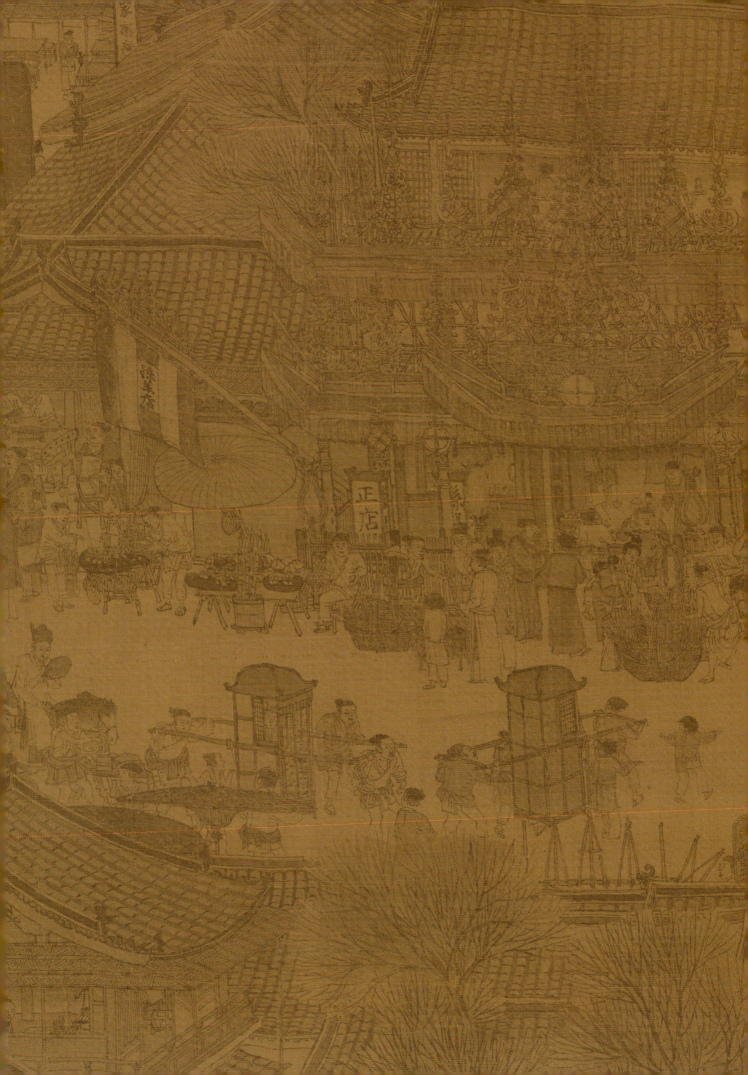

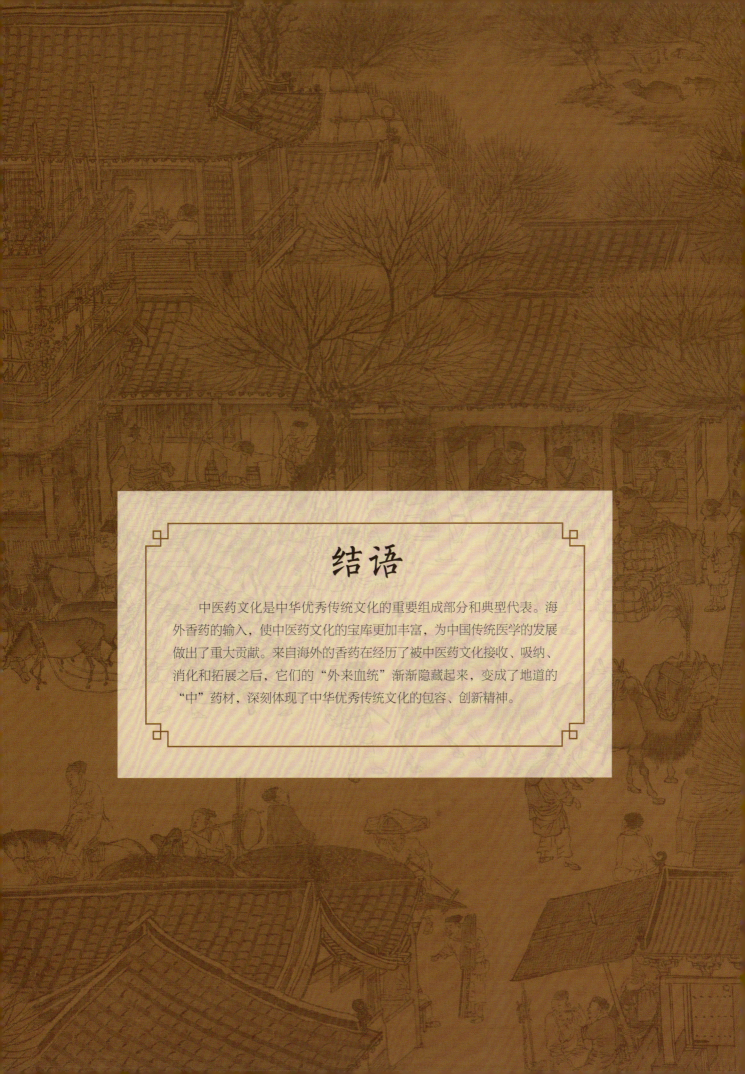

结语

　　中医药文化是中华优秀传统文化的重要组成部分和典型代表。海外香药的输入，使中医药文化的宝库更加丰富，为中国传统医学的发展做出了重大贡献。来自海外的香药在经历了被中医药文化接收、吸纳、消化和拓展之后，它们的"外来血统"渐渐隐藏起来，变成了地道的"中"药材，深刻体现了中华优秀传统文化的包容、创新精神。

"海药本草——唐宋时期海上丝绸之路上的香药"展览解析

李东风

2022年10月14日至2023年4月2日，由中国（海南）南海博物馆自主策划实施，联合国内22家博物馆和科研机构共同举办的"海药本草——唐宋时期海上丝绸之路上的香药"大型原创主题展览在中国（海南）南海博物馆8号展厅展出。该展是中国（海南）南海博物馆"海上丝绸之路系列展览"之一，以中医药中独具特色的"香药"为切入点，分为"扬帆四海""殊域方药""舶香如故"3个单元，通过209件（套）海上丝绸之路香药、香文化的代表性文物和50余件现代香药植物标本，以及丰富的文献、图表资料，讲述唐宋时期海上丝绸之路与香药的故事，弘扬以和平合作、开放包容、互学互鉴、互利共赢为核心的丝路精神，彰显中医药独特的文化魅力和科学价值。展览兼具科学性、专业性、普及性、趣味性，能够满足观众多层次、多样化、个性化的精神文化需求。展览开幕后，吸引了各界观众的目光，得到了行业专家学者的肯定，社会反响较为强烈。尽管受疫情影响，总参观人数仍达18.8万人次，产生了良好的社会效益。

从2022年6月下旬确定展览主题到2022年10月14日正式开展，展览的准备时间仅用了3个多月。在时间较紧、人手极少的情况下，策展团队既要撰写展览大纲，又要挑选、联络、洽谈、商借展品，同时还要进行项目招标采购和订立合同、形式设计、施工制作、文物点交和运输、布展及开幕式准备等工作。为此，策展团队怀着对中医药文化的热情，付出了巨大的心血和艰辛的努力，在有限的时间里使展览成功落地。本文希望通过对该展策展历程的梳理，能够为同行策展提供一些有益的参考和借鉴。

一、选题立意

陈列展览是博物馆向社会奉献的最重要的精神文化产品，是博物馆开展社会教育和公共服务、实现社会职能的主要载体和手段[1]。构思和提炼展览主题是举办展览的第一步，也是决定展览能否成功的关键环节之一。

（一）选题提出

本展览可以说是一次"命题作文"。2020年11月2日，为深入贯彻落实《中共中央 国务院关于促进中医药传承创新发展的意见》精神，中共海南省委、海南省人民政府印发了《中共海南省委 海南省人民政府关于促进中医药在海南自由贸易港传承创新发展的实施意见》，其中明确提出"推进中医药博物馆事业发展，在省博物馆、中国（海南）南海博物馆等开辟中医药展区"。2022年，该项任务又被列为海南省旅游和文化广电体育厅重点督办事项。接到任务后，经研究，我们认为在馆内开辟中医药展区的难度较大，原因有三：一是我馆建馆时间较短，藏品门类和数量较少，几乎没有中医药相关的藏品；二是征集经费少，在短时间内也难以征集到成系列的中医药藏品；三是中医药展览内容与我馆常设展览主题和内容差距较大，难以进行有机衔接。因此，我们只能转变工作思路，引进或策划一个中医药相关的临展。关于引进展览，我们首先想到成都博物馆在2021年9—12月举办、荣获第十九届（2021年度）全国博物馆十大陈列展览精品推介活动优胜奖的"发现中医之美——中国传统医药文物特展"，该展览汇集了国内30多家单位的300余件（套）中医药精品文物，其中一级文物就近百件。经联系成都博物馆后得知，该展览闭展后并未在国内其他博物馆巡展，各馆的参展文物已归还，且借展费用不低。囿于展览经费、筹备时间等因素，引进该展览的想法只能作罢。由于没有现成的、合适的展览可以引进，我们只能在经费预算之内，自主策划一个中医药题材展览。

（二）主题确定

中医药文化是中华优秀传统文化的重要组成部分。党的十八大以来，以习近平同志为核心的党中央高度重视中华优秀传统医药文化的传承发展，从国家战略的高度对中医药发展进行全面谋划和系统部署[2]，中医药文化建设亦被纳入中华优秀传统文化

---

[1] 国家文物局：《关于加强博物馆陈列展览工作的意见》（文物博函〔2012〕2254号），2012年12月14日，http://www.ncha.gov.cn/art/2012/12/14/art_2318_25541.html。

[2] 王国强：《以高度文化自信推动中医药振兴发展》，《人民日报》2017年2月24日第7版。

传承发展工程总体布局[1]。作为文物收藏、保护、研究和展示载体的博物馆，是我国公共文化服务体系重要组成部分，在传承中华优秀传统文化、培育社会主义核心价值观、服务国家经济社会发展大局、满足人民美好生活等方面发挥着不可替代的作用。面对公众日益多样化、专业化的文化需求，博物馆如何传承弘扬中医药文化，把概念变成能够感知的、符合本馆宗旨定位的、高度契合党和国家工作大局的展览，是我们在策展时思考的问题。

我馆是海南省委省政府积极响应国家"一带一路"倡议而兴建的综合性博物馆，旨在展示南海人文历史和自然生态，保护南海文化遗产，促进海上丝绸之路沿线国家和地区文化交流。南海与海上丝绸之路密切相关，我馆自2018年开馆以来，积极探索构建自身特色展览体系，除"南海人文历史陈列""八百年守候——西沙华光礁Ⅰ号沉船特展"等常设展览外，先后举办了"龙行万里——海上丝绸之路上的龙泉青瓷""绿色黄金——海上丝绸之路上的茶叶贸易"等海上丝绸之路主题的临展。在不断地策展实践过程中，逐渐明晰和确定了海上丝绸之路系列展的策展方向。

笔者本科至研究生阶段就读于中央民族大学考古学及博物馆学专业，求学期间对中医药史比较感兴趣，曾选修过中医药史相关课程，对中医药文化及考古出土的中医药相关文物有一定的了解。基于海上丝绸之路系列展的实践及对中医药文化的了解，笔者将展览方向定位在"海上丝绸之路与中医药"，试图在海上丝绸之路的宏大视野下，从古代中外医药交流史的角度策展。我们知道，从贸易品的角度，古代海上丝绸之路又有陶瓷之路、茶叶之路、香药（香料）之路、白银之路等不同称呼。其中，香药既是古代海上丝绸之路输入的大宗贸易品，又是中医药的重要组成部分。通过对以往海上丝绸之路主题展览的统计分析[2]得出，关于瓷器、茶叶、银器、外销扇、通草画等输出贸易品的展览较多，而几乎不见专门对香药进行诠释与展示的展览。紧接着，笔者广泛搜集香药相关文献、文物等，深入挖掘中医药文化的核心内涵以及与海上丝绸之路和中华优秀传统文化的内在联系，吸收借鉴国内海上丝绸之路主题展览成功经验进行创新性尝试，最终将展览主题定为"唐宋时期海上丝绸之路上的香药"，以小见大，拓展了海上丝绸之路主题展览阐释展示的广度和深度。

---

[1] 《国家中医药局　中央宣传部　教育部　商务部文化和旅游部　国家卫生健康委　国家广电总局　国家文物局关于印发〈"十四五"中医药文化弘扬工程实施方案〉的通知》（国中医药综发〔2022〕10号），2022年11月9日，https://www.gov.cn/zhengce/zhengceku/2023-04/19/content_5752214.htm。

[2] 魏峻：《海上丝绸之路：中国博物馆的阐释与展示（2013—2016）》，《中国博物馆通讯》2016年11月总351期；李蜜：《专题博物馆在海丝临展工作中的探索与思考——以中国港口博物馆为例》，《中国港口》2021年第S1期；李兆希、许潇笑：《近十年来"海上丝绸之路"主题展览策划的探究——以外销品为展示对象的展览为例》，《国家航海》2022年第2期；荣亮：《"海丝"主题展览的策划实施与范式思考——以中国航海博物馆"海丝"主题展览为例》，《国家航海》2022年第2期；白黎璠：《涉海类博物馆海丝主题展览的策展方向与实践》，《东南文化》2022年第4期。

二、内容策划

（一）展览标题

展览标题应是一个展览最具标志性、最为精炼和有效的宣传文字，是观众获知展览信息的第一步[1]。好的展览标题能让观众耳目一新，过目难忘。好的展览标题应具有的特征是点题、易识、易懂、上口、有趣、真诚[2]。本展览标题"海药本草——唐宋时期海上丝绸之路上的香药"，采用博物馆常见的主、副标题结合的形式。展览主标题为"海药本草"，主要有以下考虑。

古人给域外方物命名，为了区别本土相似物种，经常用"胡""海""番""洋"等字作为前缀，唐代李德裕在《平泉山居草木记》中说："凡花木以海为名者，悉从海外来。"海药，从字面上理解，即海外药物，而海外药物中绝大部分属香药；本草，指中国传统医学中的药物，又指中国传统药物学及药物学书籍。"海药本草"一词能够准确反映本展览主题，富有文化底蕴。

"海药本草"一词取自五代前蜀花间派著名词人、药物学家李珣所著的《海药本草》书名。李珣，字德润，其先祖为来华波斯人，其家族以鬻香药为业，其对海外药材非常熟悉，在他的诗词中，就多次提到香药[3]。《海药本草》原书已佚，其内容散见于《证类本草》和《本草纲目》等著作中。该书是我国第一部专门介绍和总结经海上丝绸之路传入中国的外来药物的专属本草著作，具有较高的学术水平和科学价值，在中国古代药学史上具有十分重要的意义。该书的出现，说明唐、五代时期的广大劳动人民在应用海外药物方面已经积累了丰富的实践经验和理论认识，充分反映了唐、五代时期海上丝绸之路上海外药物传入中国的盛况。

展览副标题采用直叙式标题——"唐宋时期海上丝绸之路上的香药"，作为展览主标题的补充，清晰而直接地说明了展览内容的时间范围和主要展示内容，通俗易懂，且与我馆海上丝绸之路系列展标题文辞风格一致，保持了系列展标题之间的整体性、统一性。

（二）展览大纲

展览的内容架构分为序厅、第一单元"扬帆四海"、第二单元"殊域方药"、第三单元"舶香如故"和尾厅。3个单元分别以"海上丝绸之路""香药""香文化"为

---

[1] 周娅鹃：《目的论视角下的展览标题英译——以中国丝绸博物馆等为例》，《中国博物馆》2022年第3期。

[2] 毛珊君：《如何为展览取一个好名字？》，《中国文物报》2016年4月13日第8版。

[3] 如"豆蔻花垂千万朵"（《南乡子·归路近》）、"愁肠岂异丁香结"（《河传·去去》）、"沉水香消金鸭冷"（《定风波·志在烟霞慕隐沦》）等。

展示重点，各自相对独立，又有着一定的内在逻辑联系，统一并服务于展览主题，即唐宋时期海上丝绸之路的迅速发展，使得大量香药输入中国。经过长期医疗实践，外来香药被中医药文化接收、吸纳、消化和拓展，变成地道的"中"药材，并广泛运用于医药卫生、宗教祭祀、陶冶情趣等日常生活领域。而社会对香药的崇尚和需求，促进了香药贸易的活跃，又极大地推动了海上丝绸之路的发展和繁荣。

第一单元"扬帆四海"分为"通蕃巨舶""指向行舟""海贾蕃客""市舶通商"4个组，主要从船舶、航海、海商、贸易及管理等角度对唐宋时期海上丝绸之路主题进行阐释，向观众讲述唐宋时期香药流入中国的时代背景和香药在海上丝绸之路上的重要地位。各组标题高度概括、整齐美观、风格统一。

"通蕃巨舶"　名称取自北宋张俞《广州》："巨舶通蕃国，孤云远帝乡。"唐宋时期，中国的造船业在承袭以前历代的基础上又有了重大的进展，拥有先进的造船技术和巨大的造船能力。唐宋海船已采用榫接钉合、船模放样、多重船板、鱼鳞搭接、水密隔舱等先进造船技艺，船舶结构精良，具有载重大、速度快、船身稳、抗风浪等优点，非常适合远洋航行。通过文献记载[1]和泉州湾后渚港南宋海船、"华光礁Ⅰ号"、"南海Ⅰ号"等沉船考古发现的图文介绍和出土出水文物展示，宋代造船技术的水平就呈现在观众眼前，这是唐宋时期海上丝绸之路发展繁荣的基本保障。其中尤为重要的是1974年发掘出土的泉州湾后渚港南宋沉船，该船残长24.2米，宽9.15米，有13个水密隔舱，伴随古船出土了沉香、降真香、檀香、胡椒、槟榔、乳香、龙涎香等各种各样的香料、货牌签、陶瓷器和日用品等，仅未脱水的香料木就有2300多千克[2]。此外，航行在海上丝绸之路上的船舶还有不少外国船只。真人元开《唐大和上东征传》记载天宝年间鉴真和尚东渡日本时遭风漂流至海南岛，在北返扬州时行经广州所见："（广州）江中有婆罗门、波斯、昆仑等舶，不知其数。并载香药、珍宝，积载如山，其舶深六七丈。"由此可见香药贸易之盛。

"指向行舟"　名称取自明代巩珍依据随郑和下西洋所见所闻而撰成的《西洋番国志》："皆斫木为盘，书刻干支之字，浮针于水，指向行舟。"这是较早的一条关于古代航海中指南浮针形制和使用的记载。文献记载[3]表明，早在北宋时期，指南针已运用于航海。指南针在航海中的应用和发展，是航海技术方面的巨大变革。航海技术的大幅进步，增加了航海的安全性，开阔了海上航行的视野，为发展海上丝绸之路

---

[1] 如［宋］周去非《岭外代答》载："浮南海而南，舟如巨室，帆若垂天之云，柂长数丈，一舟数百人，中积一年粮，豢豕酿酒其中。"［宋］徐兢《宣和奉使高丽图经》载："（神舟）巍如山岳，浮动波上。"［宋］吴自牧《梦粱录》载："浙江乃通江渡海之津道，且如海商之舰，大小不等，大者五千料，可载五六百人；中等二千料至一千料，亦可载二三百人。"

[2] 福建省泉州海外交通史博物馆编：《泉州湾宋代海船发掘与研究（修订版）》，海洋出版社，2017年。

[3] 如［宋］朱彧《萍洲可谈》载："舟师识地理，夜则观星，昼则观日，阴晦观指南针。"［宋］徐兢《宣和奉使高丽图经》载："是夜，洋中不可住，维视星斗前迈，若晦冥，则用指南浮针，以揆南北。"

提供了支撑和保障，使中国商船远航能力大为加强，推动了海外贸易的兴盛。

"海贾蕃客" 唐宋时期，从事海外贸易的商人常被称为"海贾""海客""海商"等[1]。"蕃客"，是对海外来华贸易商人的称呼。据唐文宗《太和八年疾愈德音》上谕曰："南海蕃舶，本以慕化而来……其岭南、福建及扬州蕃客宜委节度观察使常加存问。"唐代时在我国对外贸易港口广州、扬州等都有大量的蕃商，所以，皇帝诏书中才会专门令当地的节度观察使要常加存问。《宋史·食货志下》："大食蕃客啰辛贩乳香，直三十万缗。"可见啰辛所贩香药数量之大，其在当时应该是一位香药巨商。唐宋时期，大批中国海商不断远涉重洋，活跃于西太平洋、印度洋海域上，积极开拓海外贸易市场，在香药贸易中发挥重要作用。同时，以波斯人、大食人为代表的各国蕃商也循着海上丝绸之路来到中国，是南海诸国香药输入中国的重要中介商。他们有的留居中国，建家立业，形成了相当规模的蕃客聚居社区——蕃坊，对中国文化产生了重要影响。以蒲寿庚为代表的"蕃客"，还曾任市舶司长官，参与管理海外贸易。

"市舶通商" 市舶制度是中国古代关于海上对外贸易的管理制度，其肇始和发展于唐代，完善并成熟于两宋。至迟在唐开元二年（714年），唐王朝在交州、广州设立市舶使，也称"结好使""押蕃舶使""监舶使"等，负责市买、管理宫廷所需海外珍宝，管理蕃舶及蕃商的各项事务。北宋开宝四年（971年），宋灭南汉后，随即设立广州市舶司，"掌蕃货、海舶、征榷、贸易之事，以来远人，通远物"。随着海外贸易的蓬勃发展，宋朝陆续在杭州、明州（今浙江宁波）、泉州、登州等港口设立市舶司，其中香药是市舶司的大宗贸易品。《文献通考》载："（仁宗时）海舶岁入，象、犀、珠玉、香药之类，皇祐中，总其数五十三万有余。"香药贸易成为宋朝廷的一项重要财政来源。市舶司作为主管海外贸易的机构，已经具备了管理外商、征纳商税等职能，比唐代的市舶使更进一步。除了通过贸易输入香药，各国进贡也是香药输入的重要途径之一。

第二单元"殊域方药"分为"芳草香木"和"香药和合"2个组。"殊域"，意为远方、异域。唐《艺文类聚》卷八一引晋左棻《郁金颂》："伊此奇草，名曰郁金。越自殊域，厥珍来寻。""方药"，意为医方和药物，亦借指医道、医术。唐宋时期，中国进口的香药主要产于东南亚、南亚、西亚、东非等地。随着香药输入的种类及数量大幅增加，关于香药的记录也更为详细，对香药的认识也更加深入。医家在不断探索实践中合理吸纳外来香药与医药文化，将之与中国传统医学相结合，总结出各

---

[1] 如［唐］柳宗元《招海贾文》载："咨海贾兮，君胡以利易生而卒离其形？"［唐］李白《梦游天姥吟留别》载："海客谈瀛洲，烟涛微茫信难求。"［宋］丁谓《天香传》载："闽越海贾，惟以余杭船即香市。"［宋］张知甫《张氏可书》载："仆见一海贾，鬻真龙涎香二钱，云三十万缗可售鬻。"［南宋］洪迈《夷坚志·丁》载："温州巨商张愿，世为海贾，往来数十年未尝失时。"

种香药的性味功效，并广泛运用于临床，在内、外、妇、儿等科发展出诸多治病养生的方剂，对中医药学产生了巨大影响。

"芳草香木" 香药绝大部分是植物的皮、根、茎、叶、果实及凝结的香脂，含有稀有的油精和油脂体的高度挥发性化合物，也有个别为动物分泌物形成的香药（如龙涎香、麝香等）。在明代李时珍的《本草纲目》中，收录了近百种香药，主要归在芳草、香木二类中。本单元重点介绍乳香、安息香、苏合香、龙脑、丁香、肉豆蔻等几种常见香药的产地、自然属性和功效，以出土香药文物和现代药物标本相结合进行直观展示，向观众科普香药知识。

"香药和合" 中药的配伍、炮制是中医药理论的重要组成部分，成书于汉代的《神农本草经》中便有"七情和合"配伍原则的记载。"和合"的基本含义是指不同药性的药物通过合理的运用搭配，产生不同的作用，如《海药本草》记载："（荜茇）与阿魏和合良。"香药亦属于中药，其配伍、炮制原则和方法遵循中药配伍、炮制的基本理论[1]。

第三单元"舶香如故"分为"香为佛使"和"燕居焚香"2个组。单元名称在借用耳熟能详的宋陆游《卜算子·咏梅》中词句"零落成泥碾作尘，只有香如故"基础上，结合展览内容，根据《海药本草》"（茅香）合诸名香甚奇妙，尤胜舶上来者"，宋范成大撰《桂海虞衡志》"舶香往往腥烈，不甚腥者，意味又短，带木性，尾烟必焦"等文献记载，将诗中描写梅花清香的"香"改为"舶香"，突出香药与海上丝绸之路的关系。"香之为用，从上古矣。"中国香文化历史悠久，在中华文明的发展史中起到了重要的作用。唐宋时期是香文化发展的重要阶段，随着社会经济的发展和海外贸易的畅通，香文化也从佛堂道观、皇家内院、文人士大夫阶层普及至市井细民的生活之中。同时，社会对香药的崇尚和需求，促进了香药市场贸易的活跃，推动了海上丝绸之路的发展和繁荣。

"香为佛使" 名称取自唐释道世撰《法苑珠林》："若有设供者，手执香炉而唱时至。佛言：'香为佛使，故须烧香，遍请十方。'"香供养是佛教供养的一种重要形式。唐宋时期用于供养的香品方式十分多样，除了用于熏燃的烧香，香料制作的香水、涂在身上的涂香、研成粉末的末香等都是常用的供物。另外，还有诸多不同类型香器专为供养佛事所用。因此，在考古发掘的唐宋时期佛塔地宫中，出土了不少香药、香器，为研究我国古代香药的发展史提供了重要的实物资料。

"燕居焚香" "燕居"，意为退朝而处，闲居之所。《礼记·仲尼燕居》载："仲尼燕居，子张、子贡、言游侍，纵言至于礼。"郑玄注："退朝而处曰燕居。"在社会人文艺术的影响下，宋代文人普遍追求雅致隐逸的生活，燕居焚香成为文人阶层的一种生活方式。宋代文人赋予了香事中香与炉高雅的文化品质，涌现出大量尚香

---

[1] 如《增广太平惠民和剂局方》附"指南总论"记载："沉香、檀香，凡使，先别锉碎，捣，罗为细末，方入药用……龙脑、麒麟竭、乳香、松脂等，凡使，并须别研，令极细，方可入药用。"

文学作品，出现了一批关于香的专著，自此香事在中国传统文人的精神世界中不可或缺。宋代文人将品香、制香、斗香发展到了极致，香炉在文人读书、宴客、雅集活动中扮演着重要的角色。香具的风格烙印上了清新淡雅之风，文人或将香具用于陈设，或用于把玩，或熏香怡情。

（三）展品遴选

展品是直接面向观众、传递和诠释展览主题思想、承载科学知识的桥梁和实物载体。展品的丰富程度和质量高低直接影响到展览的质量和传播效果。因此，展品遴选也是策展过程中至关重要的环节。本次展览绝大部分展品都不是本馆藏品，几乎都来自外借。在3个月的筹展过程中，策展团队花费了大量时间和精力对相关文物、标本和图像资料进行搜集、整理、分析和研究。一方面从已发表的考古报告、展览图录、学术刊物中了解可选择的展品情况；另一方面利用文博圈内同学、朋友等资源，以及国家文物局全国馆藏文物名录查询系统[1]等网络资源搜集展品信息。本次展览共向22家文博单位和科研机构借用了200余件文物和50余件香药现代标本，其中一级文物8件，二级文物13件，三级文物50件。

遴选展品时，我们注重展品与展览主题的契合度，兼及展品的学术性、观赏性。如展览的第一件文物，我们借用了上海博物馆藏"唐长沙窑青釉褐绿彩帆船纹执壶"，并将其放置于独立柜中展示。自唐代起，海上丝绸之路日渐繁荣，海上贸易逐渐成为中国对外贸易的重要方式，以长沙窑瓷器为代表的早期外销瓷器，开启了中国古代陶瓷外销的辉煌历程。该执壶腹部用褐绿彩绘制帆船纹，线条清晰流畅，船身前大后小，悬挂长方形风帆。现今存世的唐代海船遗存和图像极为稀少，这件执壶提供了极为珍贵的9世纪海船图像资料，具有独特的文物价值和学术价值。因此，我们将其作为海上丝绸之路的标志性器物重点展示。

遴选展品时，我们还注重展品组合的互补性、系统性。本次展览展出了宋代长干寺地宫出土的肉豆蔻、丁香、檀香、沉香、沉香木、乳香，辽代庆州白塔出土的安息香、槟榔、肉豆蔻、丁香，泉州湾后渚港南宋沉船出土的乳香、檀香、降真香、胡椒、槟榔、龙涎香、香料木等香药文物，是近年来出土香药文物的大集中、大展示，其中辽代庆州白塔出土香药是自20世纪80年代末90年代初出土以来首次对外展出。辽代庆州白塔出土的香药，不仅是海上丝绸之路的历史见证，更是宋辽榷场贸易的历史见证。宋辽澶渊之盟后，双方在雄州、霸州、安肃军、广信军、新城等接壤地区设置榷场，开展互市贸易，北宋用香药、犀象、茶叶、缯帛、瓷器、漆器、粳糯等与辽交换银钱、布、羊马、骆驼等，来自岭南及海外的香药也随之输入塞北草原。同时，我们向福建

---

[1] 国家文物局全国馆藏文物名录查询系统：http://app.gjzwfw.gov.cn/jmopen/webapp/html5/gjwwjqggcwwmlcxpc/index.html。

中医药大学博物馆和中国医学科学院药用植物研究所海南分所借用了现代香药浸制标本、药材标本，购买了乳香树、胡椒、迷迭香、广藿香盆栽，加深观众对香药知识的全方位了解。

此外，我们还通过征集购买了清道光十年（1830年）《太平惠民和剂局方》刻本等展品丰富和充实展览。在此基础上，我们严格控制借展经济成本，同类型的展品尽量向借展费用低、运输路线顺畅的博物馆借展。

三、形式设计

（一）平面版式设计

在形式设计中，色彩的选择直接影响整个展厅的风格和氛围。本展览的展厅色彩以浅色暖色调为主基调，随着展示主题和内容的变换，展厅的色彩也有所差异。第一单元墙面以代表海洋的淡蓝色为背景，第二单元墙面以清新雅致的浅绿色为背景，第三单元墙面以宋韵古画的浅褐色为背景，与柜内展板的浅黄色主色调进行搭配组合设计，层次分明，观众可轻易区分不同板块，使展厅空间富有节奏感，让观众在视觉上直观体验不同展示主题和内容所表现出的特征，使观众在情感上体验到一种历史的沧桑和传统文化的厚重。

单元标题版面设计在文字、结构布局等方面保持形式和风格的统一而又有变化，利用色块、色线形成线装书样式，单元标题选用标宋字体，字型端庄秀丽，文雅大气。在各单元版面右下部搭配线描文物或图像纹饰，使版式设计更加丰富多彩，起到烘托单元主题的作用。根据每单元展示内容的不同，选择提炼相应的设计元素，使版式更加鲜明，富有特色，如第一单元采用了上海博物馆藏"唐长沙窑青釉褐绿彩帆船纹执壶"上的帆船纹（图1），同时也达到了将执壶上的帆船纹以更清晰的方式呈现给观众的展示效果；第二单元采用了《本草品汇精要》中"安息香"药图；第三单元采用了定州市博物馆藏"北宋定窑白釉圆托五足熏炉"线描图（图2）。这样既避免了单元版式的单调乏味，又不会杂乱无章。

图片、图表是版面最直接的视觉语言，图版设计是平面版式设计的重要组成部分。在图片的选择上，我们努力搜集能够反映主题和内容的照片、图片。如在第一单元"通蕃巨舶"的图文版面中，我们不仅选取了"黑石号"沉船、泉州湾后渚港南宋沉船、"华光礁Ⅰ号"沉船、"南海Ⅰ号"沉船的相关照片和图片，还选取了盛唐时期营建的莫高窟第45窟南壁西侧观音经变中的观音救海难图，虽然该图是经变之图，但价值也不可小觑，是罕见的唐代海船图。观音救海难图的上方便是胡商遇盗图，两幅图生动反映了唐代海上丝绸之路和陆上丝绸之路上的艰难险阻。中国社会科学院中国边疆研究所的张嘉馨助理研究员协助提供了江苏连云港刘志洲山和大伊山宋代船画石刻及拓片照片，该船画用阴刻线条简单地刻画出船体、桅杆、船舵、锚碇以及大船

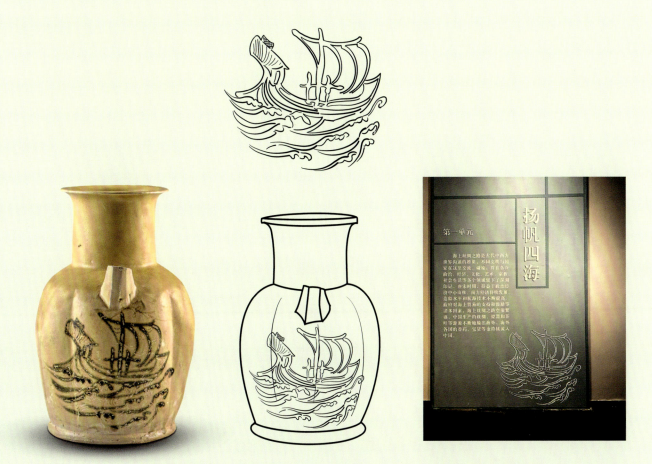

图1 上海博物馆藏唐长沙窑青釉褐绿彩帆船纹执壶及第一单元标题版（吴伟义 绘制）

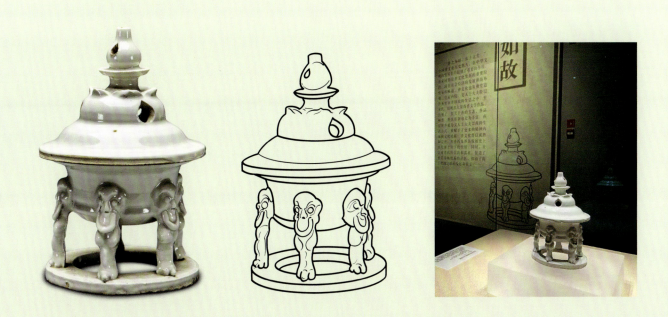

图2 定州市博物馆藏北宋定窑白釉圆托五足熏炉及第三单元标题版（吴伟义 绘制）

携带的舢板，具有很强的写实性，是研究宋代海船的重要资料。

在第一单元"市舶通商"中，我们专门请临海市博物馆提供了南宋赵汝适墓志拓片照片，该墓志于1983年发现于今临海市岭外村，后移至临海市东湖石刻碑林固定展示，为研究和了解赵汝适生平提供了比较详尽的第一手资料。赵汝适曾任提举福建路市舶兼权泉州，著有《诸蕃志》一书，是研究宋代海上丝绸之路的重要资料。在以往的海上丝绸之路主题展览中，鲜有展示该墓志拓片或照片。我们还吸纳了泉州市舶司遗址的最新考古发现和研究成果，选取了"（监）造市舶亭蒲（寿）（庚）""舶亭蒲（寿）"铭文砖及拓片照片。我们还结合《诸蕃志》《宋史》等文献记载，委托西安地图出版社绘制了"宋代海上丝绸之路示意图"，展示了宋代海外贸易航线，并标注了重要的对外贸易国家和地区。

在第二单元"芳草香木"中，我们搜集了印度尼西亚马鲁古群岛丁香、肉豆蔻相关图片，印度马拉巴尔胡椒园相关图片，阿拉伯半岛阿曼乳香树相关图片，使观众能够直观了解部分香药产地情况。在第二单元"香药和合"中，我们以《太平惠民和剂局方》中关于苏合香丸的记载为例，参考陕西省韩城市盘乐村M218北宋墓北壁壁画医药图及明清时期相关中药炮制图绘制了"苏合香丸古法炮制流程图"（图3、图4）。在第二单元展柜上方墙面，我们还采用了乳香酸、丁香酚、龙涎香醇等香药化学成分的分子式作为点缀装饰图案。

在第三单元，我们选取了美国史密森尼博物馆藏敦煌绢画《水月观音菩萨像》、美国克利夫兰艺术博物馆藏《番王礼佛图》、北京故宫博物院藏《维摩演教图》《槐荫消夏图》《听琴图》《竹涧焚香图》、辽宁省博物馆藏《秋窗读易图》、台北故宫博物院藏《听阮图》《冬室画禅图》《玩古图》等佛寺、厅堂、水榭、书斋、闺阁、松下竹间焚香题材古画作为柜内版面，与柜内展示的香具展品相互对应。我们还根据本次展览展出的各式香炉文物，绘制了"唐宋时期香炉形制分类"图（图5）。

此外，我们还从《唐宋外来香药考》[1]等文献中摘出"文献记载中的部分香药海商""唐代传入中国的主要外来香药""《政和本草》中的外来香药""《宋会要辑稿》中记载的宋代进出口货物""唐代市舶使""《太平惠民和剂局方》香药使用情况统计表""《千金方》《千金翼方》中的香方"等知识点清晰的图表，丰富展览内容。

（二）序厅设计

序厅是展览的前奏，是观众从大厅到展厅内的一个"过渡空间"，是观众最先进行参观了解的地方，也是观众对展览形成第一印象的重要场所。在序厅两边墙面，我们从台北故宫博物院藏（传）唐阎立本《职贡图》和美国弗利尔美术馆藏（传）宋李

---

[1] 高驰：《唐宋外来香药考》，上海中医药大学博士学位论文，2012年。

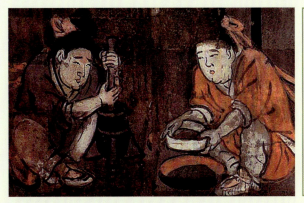
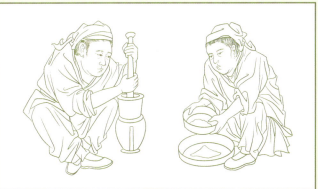

图3　陕西省韩城市盘乐村M218北宋墓北壁壁画医药图局部

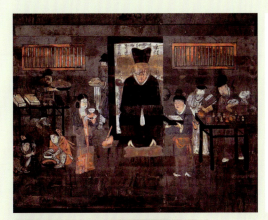
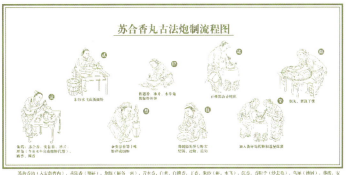

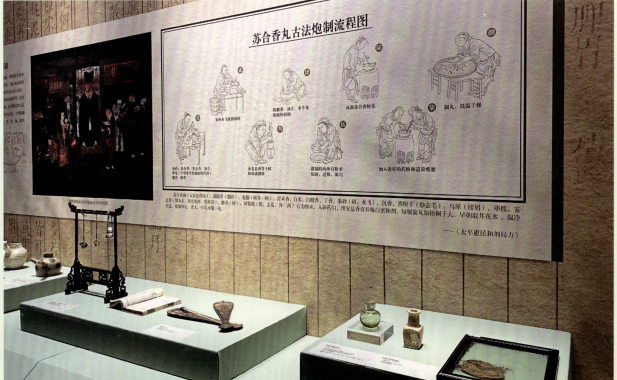

图4　陕西省韩城市盘乐村M218北宋墓北壁壁画医药图及苏合香丸古法炮制流程图展板（吴伟义 绘制）

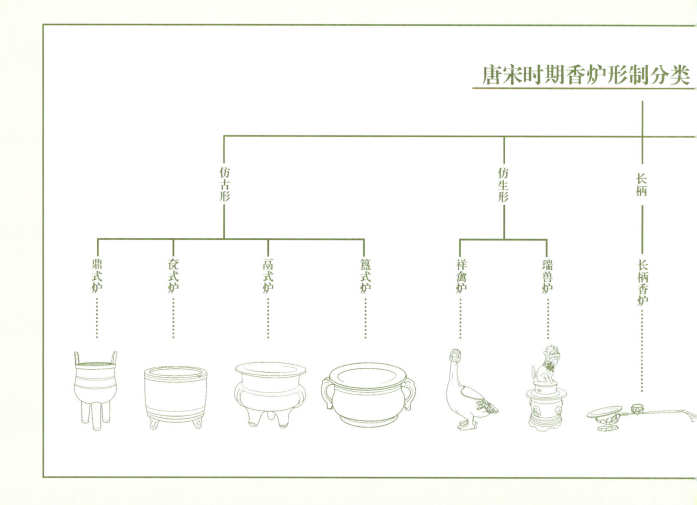

唐宋时期香炉形制分类

仿古形　　　　　仿生形　　长柄

鼎式炉　奁式炉　鬲式炉　簋式炉　　祥禽炉　瑞兽炉　　长柄香炉

公麟《万方职贡图》高清图片中截取了婆利国、三佛齐国等前来中国朝贡及进奉香药等奇珍异宝的景象的高清喷绘作为装饰，利用"自带流量"的名画激发观众兴趣和好奇心，同时借此表明朝贡贸易是唐宋时期海上丝绸之路香药贸易的重要形式之一。序厅正面为展标墙，主标题"海药本草"四字为苏轼行书集字，采用树脂背发光字。背景墙贴写真画面，画面元素集合了唐阎立本《职贡图》中手捧沉香山子的胡人、北宋唐慎微《经史证类备急本草》中的"广州龙脑"药图以及金代海舶纹菱花铜镜等海洋题材铜镜中的海浪纹，充分烘托展览主题。

（三）场景复原设计

为使展览呈现出更加丰富和立体的美感，使参观活动免于枯燥，带给观众更加直观、形象、生动的情境式观展体验，策展团队根据展览内容，在展览的三个单元中分别设计了三个场景复原，即第一单元表现海上丝绸之路繁盛的泉州港场景复原，第二单元表现宋代香药普遍使用的北宋张择端《清明上河图》中"赵太丞家"医馆场景复原，第三单元表现宋代尚香之风盛行的《听琴图》场景复原。

场景复原的关键在于真实度。以"赵太丞家"医馆场景复原为例，策展团队从《清明上河图》的高清电子图片中临摹匾额"赵太丞家"及门前两大招牌"治酒所伤

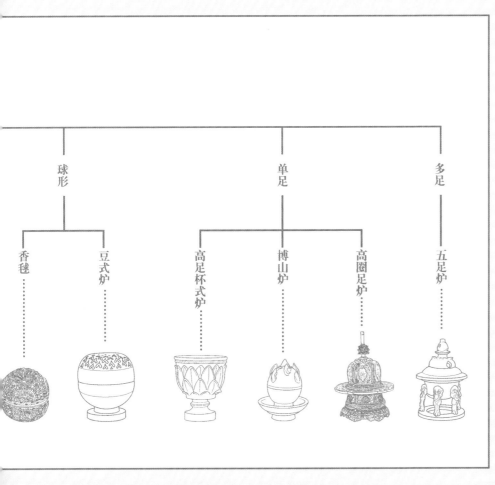

球形 — 香毬 …… 豆式炉 ……

单足 — 高足杯式炉 …… 博山炉 …… 高圈足炉 ……

多足 — 五足炉 ……

图5 唐宋时期香炉形制分类
（吴伟义 绘制）

真方集香丸""大理中丸医肠胃冷"等文字，其中集香丸、大理中丸均为中医方剂名，分别见于《太平惠民和剂局方》和《圣济总录》，都是针对肠胃不适的药丸，均含数味香药。我们还采购了老式药柜、戥子秤、账簿等相关材料，制作了《太平圣惠方》仿真书，建筑材质尽量仿古做旧处理，力求高度还原医馆细节。此外，在医馆场景周边的半圆形墙面上高清喷绘《清明上河图》，观众得以聚焦画面中的各处细节，可在图中寻找"刘家上色沉檀楝香铺""香饮子"凉棚等与香药有关的事物，加深对宋代香药普及情况的认知。

（四）互动形式设计

在第二单元"殊域方药"结尾，我们设计了"香之品"互动体验区，选取了具有代表性、典型性的乳香、没药、公丁香、母丁香、胡椒、肉豆蔻、龙脑香、郁金、迷迭香、木香、广藿香、阿魏等香药标本，观众可通过闻一闻、摸一摸等方式来进一步认识香药，提升观众在视觉、触觉、嗅觉等多重感官上的全方位感受。我们特别将"体性极臭"的阿魏放置在最后，以此说明香药并非单纯是以香气来区分的药物。此外，我们还在展厅放置了乳香树幼苗盆栽，展示乳香树的形态特征，使展览内容知识的呈现形式更加丰富多元。

（五）文创展示设计

文创产品是博物馆连接公众最好的纽带之一，其首要目标是阐释展览。为更好地满足观众的参观心理和消费需求，我们在尾厅专门设计了文创展示售卖区，将我馆比较有代表性的海上丝绸之路文创产品及香文化文创产品进行专门展示，"把展览带回家"，让观众在参观展览的同时也能购买一份展览相关的文创产品作为纪念。

四、缺憾和不足

本次展览虽取得了一些成绩，但也存在很多缺憾和不足，主要有以下几个方面。

（1）展览启动较晚，筹备期短，一些意向借展的文物因博物馆自身展览需要或外借给他馆等档期冲突原因而无法借展，如法门寺地宫出土的乳香、沉香等香药，常州博物馆藏南宋"中兴复古"香饼等。

（2）展览经费有限，导致形式设计投入较少，设计较为简单、朴素，展览形式和手段较为传统、单一，现代高科技展示手段、数字多媒体技术等运用较少。

（3）文物内涵挖掘阐释不够，不少文物说明牌仅有名称、年代、出土地、馆藏等基本信息，文物所蕴含的丰富历史文化信息及与展示主题之间的联系未能得到全面展现。

（4）宣传推广力度不够，展览信息的宣传和推广媒介不够多元，制约了展览信息的传播范围。围绕展览组织开展的讲座、研讨会等系列延伸教育活动较少。

（5）策展专业人员不足，展览图录的编辑出版工作严重滞后，未能同期推出。

五、结语

自2013年"一带一路"倡议提出以来，海上丝绸之路主题成为博物馆尤其是涉海丝类博物馆展览选题的热点之一，各博物馆策划推出了众多海上丝绸之路主题相关的常设展览和临时展览，"海药本草——唐宋时期海上丝绸之路上的香药"展只是其中的一例个案与尝试。本展览是博物馆语境下聚焦"中医药"和"海上丝绸之路"两大文化热点的一次创新性探索，拓展了海上丝绸之路主题展览阐释展示的广度和深度，有效避免了"千馆一面"，为解决当下博物馆展览同质化问题提供了一些启发性经验。

新形势下，博物馆要坚持"保护第一、加强管理、挖掘价值、有效利用、让文物活起来"的新时代文物工作方针，坚持创新、协调、绿色、开放、共享的新发展理念，坚持正确价值导向，守正创新，依托自身优势，走特色展览之路。要树立精品意识，坚持"内容为王"，以优质展览为载体，更好地阐释源远流长、博大精深的中华文明，推进博物馆高质量发展，充分发挥博物馆在社会文化发展中的意义和作用。

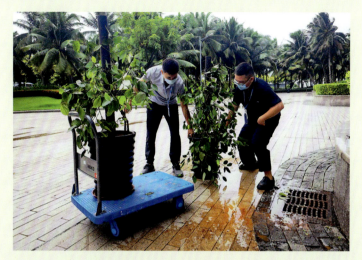

陈列部工作人员王荣勋（左）、吴伟义（右）准备胡椒盆栽

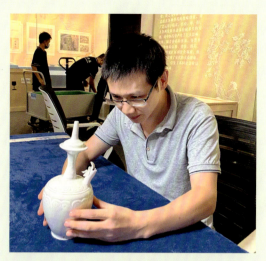

陈列部工作人员李东风核对上展文物

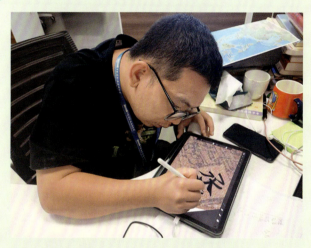

陈列部工作人员吴伟义描绘《清明上河图》"赵太丞家"场景用字

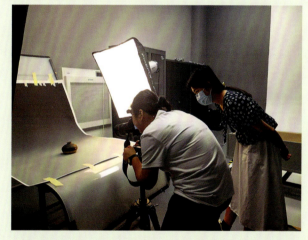

陈列部工作人员林佩珊（左）、符晓遥（右）拍摄文物照片

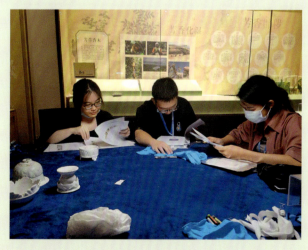

陈列部工作人员郑睿瑜（左一）、吴伟义（中）、符晓遥（右一）在核对上展文物

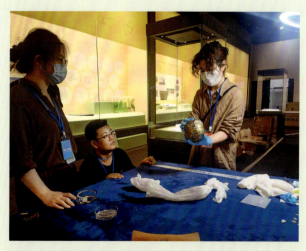

陈列部工作人员郑睿瑜（左一）、藏品保管部李剑（中）与南京市博物总馆魏杨菁（右一）核对上展文物

后记

自2013年"一带一路"倡议提出以来，以"海上丝绸之路"为主题的展览便成为文博行业的热点之一，近10年来国内举办的海上丝绸之路主题展览不下百个，其中不少展览入选、入围全国博物馆十大陈列展览精品推介活动项目和"弘扬中华优秀传统文化、培育社会主义核心价值观"主题展览推介项目。作为一家新建成的涉海类博物馆，如何在这个热门的主题下策划出高品质展览、避免展览同质化现象，是我们策展工作面临的一大挑战。

《中共中央　国务院关于促进中医药传承创新发展的意见》及海南省相关政策措施的出台，给我们提供了一个打破思维边界，从多学科、跨领域角度策划"海上丝绸之路"主题展览的方向。"海药本草——唐宋时期海上丝绸之路上的香药"展览就是基于这样的思索和实践。在展览策划实施过程中，我们还试图纠正海上丝绸之路主题展览中一些长期存在的错误，如经常使用的海上丝绸之路示意图中，往往将印度半岛与锡兰岛之间的保克海峡作为缅甸海、孟加拉湾与拉克代夫海、阿拉伯海之间航海必经之路，实际上该海峡平均水深仅有2—3米，且有一连串浅滩和珊瑚礁形成的"亚当桥"，并不适合南北通航，从印度半岛东部沿海前往半岛西部沿海，船只须绕行锡兰岛东部外海。

展览展品组织等筹备工作得到了安徽博物院、巴林右旗博物馆、长沙市博物馆、定州市博物馆、福建博物院、福建省泉州海外交通史博物馆、福建中医药大学博物馆、阜阳市博物馆、广东海上丝绸之路博物馆、广州海事博物馆、海南省博物馆、湖南博物院、景德镇学院、南京市博物总馆、南越王博物院、宁波博物院、上海博物馆、上海中国航海博物馆、西安碑林博物馆、西安博物院、扬州博物馆、中国医学科学院药用植物研究所海南分所等国内22家文博单位和科研院所的鼎力支持。科学出版社编辑为展览图录的出版付出了艰辛劳动，值此图录出版之际，谨向关心支持展览与图录的所有同仁致以衷心的感谢！

图录是展览的记录和延伸，作为展览配套，一般与展览同步推出为佳。由于种种原因，本书出版时间一再推迟。编者原打算在图录中将展览涉及的部分内容进一步优化、深化，比如在"宋代海上丝绸之路示意图"中增加主要香药产地、贸易集散地等，但由于学识、精力所限，未能完成，只能期待相关学者作进一步考证和研究。

由于编者学识浅陋，书中难免有疏漏和不足之处，敬请各位同行和读者谅解并批评指正。

编者

2023年12月

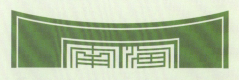

中国（海南）南海博物馆
CHINA (HAINAN) MUSEUM OF THE SOUTH CHINA SEA

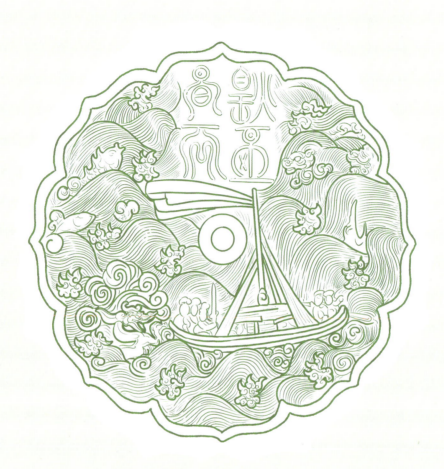